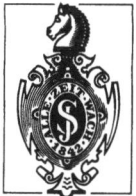

Fachschwester Fachpfleger

Anaesthesie — Intensivmedizin

Herausgegeben von
F. W. Ahnefeld, Ulm · W. Dick, Ulm
M. Halmágyi, Mainz · H. Nolte, Minden
Th. Valerius, Mainz

M. Halmágyi Th. Valerius

Weiterbildung 2

Praktische Unterweisung

Intensivbehandlungsstation
Intensivpflege

Mit 67 Abbildungen

Springer-Verlag
Berlin Heidelberg New York 1975

Professor Dr. Miklos Halmágyi
Institut für Anästhesiologie der Universität,
6500 Mainz, Langenbeckstraße 1

Oberschwester Therese Valerius
Institut für Anästhesiologie der Universität
6500 Mainz, Langenbeckstraße 1

ISBN 978-3-540-07213-3 ISBN 978-3-662-00824-9 (eBook)
DOI 10.1007/978-3-662-00824-9

Das Werk ist urheberrechtlich geschützt. Die dadurch begründeten Rechte, insbesondere die der Übersetzung, des Nachdruckes, der Entnahme von Abbildungen, der Funksendung, der Wiedergabe auf photomechanischem oder ähnlichem Wege und der Speicherung der Datenverarbeitungsanlagen bleiben, auch bei nur auszugsweiser Verwertung, vorbehalten.
Bei Vervielfältigung für gewerbliche Zwecke ist gemäß § 54 UrhG eine Vergütung an den Verlag zu zahlen, deren Höhe mit dem Verlag zu vereinbaren ist.
© by Springer-Verlag Berlin · Heidelberg 1975.

Library of Congress Cataloging in Publication Data. Main entry under title: Weiterbildung 1 (Anaesthesie, Intensivmedizin). (Fachschwester, Fachpfleger). Includes bibliographies and index. Contents: 1. Ahnefeld, F. W. et al. Richtlinien, Lehrplan. Organisation. – 2. Halmágyi, M., Valerius, Th. Praktische Unterweisung, Intensivbehandlungsstation. Intensivpflege. 1. Nurses and nursing – Study and teaching. 2. Anaesthesiology. 3. Intensive care units. I. Ahnefeld, Friedrich Wilhelm. II. Halmágyi, Miklos. III. Valerius, Therese, 1920 – IV. Series. RT73.W32 610.73'07 75-4797

Die Wiedergabe von Gebrauchsnamen, Handelsnamen, Warenbezeichnungen usw. in diesem Werk berechtigt auch ohne besondere Kennzeichnung nicht zu der Annahme, daß solche Namen im Sinne der Warenzeichen- und Markenschutz-Gesetzgebung als frei zu betrachten wären und daher von jedermann benutzt werden dürften.

Vorwort

Das solide künstlerisch-handwerkliche Können ist heute noch eine der wesentlichsten Tugenden des pflegerisch-medizinischen Berufes.

Die Aufgabe der Weiterbildung-Fachkrankenpflege ist es, dieses Können im Rahmen der „Praktischen Unterweisung" zu bereichern. Es gilt, die Maßnahmen der Grundpflege, der Behandlungspflege, der Patientenüberwachung und die Durchführung der Therapie sowie die Arbeitsorganisation so zu lehren, daß Fachschwestern und Fachpfleger ihre Tätigkeit entsprechend den heutigen Belangen der klinischen Medizin mit der erforderlichen Verantwortung gestalten können. In der Intensivbehandlung erlangen die Leistungen des pflegerisch-medizinischen Berufes einen besonders hohen Stellenwert.

Die Fähigkeit für das hierfür erforderliche Können kann nur durch systematische Unterweisung in der Praxis erworben werden.

Um sowohl für die Lehrenden, als auch für diejenigen, die lernen wollen, ihre Bemühungen zu erleichtern, haben wir auf mehrseitiges Anraten das Ergebnis unserer Erfahrungen auf diesem Gebiet zu Papier gebracht. Als Grundlage für das Ordnen unserer Unterlagen haben wir die diesbezüglichen verbindlichen Lehrpläne und Stoffkataloge herangezogen. Der Gesamtstoff wurde wegen des großen Umfanges auf mehrere Bände verteilt, die in der Schriftenreihe „Fachschwester – Fachpfleger, Anaesthesie – Intensivmedizin" nacheinander erscheinen.

Es ist uns bewußt, daß insbesondere in der praktischen Durchführung der Intensivpflege mehrere sinnvolle Variationen denkbar sind, die auch die örtlich spezifische Couleur tragen und oft tragen müssen.

Es ist sicher nicht unsere Absicht, durch die oft kurze stichwortartige Beschreibung den Eindruck des einzig Wahren zu erwecken. Wir sahen uns vor die Aufgabe gestellt, den Text so abzufassen, daß er sich für die praktische Unterweisung während des täglichen Arbeitsablaufes eignet. Dabei stützen wir uns auf unsere jahrelange Erfahrung in der systematischen Durchführung der „Praktischen Unterweisung" im Rahmen der Weiterbildung-Fachkrankenpflege.

Die Bilddarstellungen dienen dem erzieherischen Zweck, Handlungen in ihren sinnvollen Zusammenhängen zu sehen. An dieser Stelle möchten wir uns für die stets erfreuliche Zusammenarbeit und für die hervorragenden Bilddarstellungen bei Herrn A. DREWS (Grafiker) bedanken. Ebenso gebührt unser Dank allen, die im Laufe der Jahre bei der schrittweisen Erarbeitung unserer Unterlagen und bei der Erprobung ihrer Brauchbarkeit in der Praxis behilflich waren. Insbesondere wollen wir uns bei Frau DORLE BIER (Fachschwester), Frau LORE MÜLLER (Fachschwester), Frau BRIGITTE TIEMANN (Fachschwester) und Herrn WALTER BECK (Fachpfleger) sowie Herrn HORST WIRTZ (Fachpfleger) für ihre stete offenherzige Unterstützung bedanken.

Die Herausgeber

Inhaltsverzeichnis

Intensivbehandlungsstation 1

1. **Wichtige Anhaltspunkte für den Pflegedienst über die Eigenart der Arbeitsorganisation einzelner Berufsgruppen in der Intensivbehandlung** 3
   1.1. Ärztliche Dienste 3
       1.1.1. Ärztlicher Stationsdienst 3
       1.1.2. Ärztlicher Konsiliardienst 4
   1.2. Pflegerische Dienste 5
       1.2.1. Pflegedienst am Krankenbett 5
       1.2.2. Pflegedienst in der Organisation und praktische Unterweisung 7
       1.2.3. Pflegehilfskräfte 10
   1.3. Krankengymnastik-Dienst 11
   1.4. Labordienst 12
   1.5. Technischer Dienst 12
   1.6. Bürodienst 13
   1.7. Desinfektionsdienst 13
   1.8. Reinigungsdienst 14
   1.9. Hol- und Bringedienst 14

2. **Hygiene, Desinfektion und Sterilisation in der Intensivbehandlung** 16
   2.1. Hygienische Maßnahmen 16
   2.2. Desinfektion 18
   2.3. Sterilisation 21
       2.3.1. Heißluftsterilisation 22
       2.3.2. Dampfsterilisation 22
       2.3.3. Gassterilisation 23
       2.3.4. Chemische Sterilisation 25

3. **Mittel und Materialausstattung in der Intensivbehandlung** .. 27
   3.1. Mittel und Materialausstattung der Station 27
   3.2. Mittel und Materialausstattung einer Behandlungseinheit .. 28

4. **Wichtige Anhaltspunkte für den Pflegedienst bei der Organisation der mittelbaren Patientenversorgung** 34
   4.1. Organisatorische Gesichtspunkte bei der Patientenaufnahme . 34
   4.2. Organisatorische Gesichtspunkte bei der Verlegung von Patienten 35
   4.3. Organisatorische Gesichtspunkte der Besucherregelung in der Intensivbehandlung 35

4.4. Maßnahmen bei Ableben eines Patienten 36
4.5. Unterlagen für die Arbeitsplanung und Dokumentation in Patientenzimmern 37
    4.5.1. Verordnungsblatt 37
    4.5.2. Verordnungsblatt für Konsiliardienste und außerplanmäßige ärztliche Anordnungen 37
    4.5.3. Injektionsplan 39
    4.5.4. Laborplan 40
    4.5.5. Überwachungsbogen 43
    4.5.6. Bilanzabschnitt des Überwachungsbogens 44
    4.5.7. Zeitplan für einzelne Verrichtungen 45
    4.5.8. Blatt für besondere patientenbezogene Vermerke . . . 47

Intensivpflege 49

5. Das Intensivtherapiebett 51
5.1. Bereitstellung und Bedienung des Intensivtherapiebettes . . 51
5.2. Auswechseln des Transporttuches 54

6. Grundpflege bei Intensivtherapiepatienten 58
6.1. Hautpflege und Dekubitusbehandlung 58
    6.1.1. Körperwäsche und Hautpflege 58
    6.1.2. Prophylaxe des Platzbauches 60
    6.1.3. Wiegen des Patienten und Wechseln der Bettwäsche . 62
    6.1.4. Dekubitus-Prophylaxe 64
    6.1.5. Lagerung des Patienten 67
    6.1.6. Dekubitus-Behandlung 73
6.2. Kopf- und Haarpflege 76
6.3. Augenpflege 79
6.4. Mund- und Kieferpflege 80
    6.4.1. Absaugen des Sekrets aus dem Rachenraum 80
    6.4.2. Mund-Pflege 82
    6.4.3. Mobilisation des Kiefergelenkes und Massage der Wangenmuskulatur 84
6.5. Nasenpflege 85
6.6. Ohrenpflege 86
6.7. Hand- und Fußpflege 88

7. Aufgaben des Pflegedienstes bei der Tracheotomie und Handhabung der Trachealkanüle 90
7.1. Aufbereitung der Silber-Trachealkanüle 90
7.2. Präparierung der Blocker-Manschette für die Silber-Trachealkanüle 91
7.3. Aufgaben des Pflegedienstes vor, während und nach der Tracheotomie 92
7.4. Reinigung des Innenteils der Silber-Trachealkanüle 96
7.5. Wechsel der Tracheal-Kanüle 99
7.6. Verbandswechsel am Tracheostoma 100

8. **Behandlungspflege bei tracheotomierten Patienten** 102
8.1. Künstliche Nase 102
8.2. Lagewechsel zur Verbesserung der Lungenfunktion 103
8.3. Thoraxvibrationsbehandlung 105
8.4. Endobronchiales Absaugen bei Intensivtherapiepatienten . . 108
8.5. Blähung der Lunge 111
8.6. Stetoskopische Kontrolle der seitengleichen Lungenbelüftung 112
8.7. Sekretentnahme aus der Trachea für bakterilogische Untersuchung bei Intensivtherapiepatienten 113
8.8. Thoraxröntgenaufnahme im Bett bei Intensivtherapiepatienten 114

9. **Sachverzeichnis** 117

Intensivbehandlungsstation

1. Wichtige Anhaltspunkte für den Pflegedienst über die Eigenart der Arbeitsorganisation einzelner Berufsgruppen in der Intensivbehandlung

Der Organisation der Intensivtherapie stellen sich folgende

Ziele
- Sicherheit und optimale Behandlung für alle Patienten zu allen Tages- und Nachtzeiten
- rationelle Arbeitsaufteilung mit Vermeidung von Leerlauf und Überforderung
- konstante Dienst- und Freizeitregelung
- adäquater Ausbildungsstand, der der von jedem Einzelnen geforderten Eigenverantwortung entspricht
- optimale Arbeitsergebnisse durch klare Kompetenzzuweisung
- Koordination und Kommunikation zwischen allen beteiligten Berufsgruppen
- Leitung der Organisation und der Durchführung der Patientenbehandlung erfolgt durch den ärztlichen Dienst der Station
- diese wird ermöglicht, ergänzt und unterstützt durch die Dienstleistungen anderer Berufsgruppen
- allen Berufsgruppen obliegt die Einhaltung der Regeln der Hygiene, Desinfektion und Sterilisation

1.1. Ärztliche Dienste

1.1.1. Ärztlicher Stationsdienst

Sinn
- Gewährleistung einer dem Zustand jedes einzelnen Patienten angepaßten Behandlung durch adäquate Diagnostik und Therapie

Organisation
- die Kontinuität der ärztlichen Versorgung entsteht durch stete Anwesenheit eines ärztlichen Dienstes und durch fortlaufende gegenseitige Information aller Dienste über den Zustand der einzelnen Patienten
- die Information sollte umfassend sein und auch die pflegerisch-therapeutische Seite einschließen, um durch stetige Beobachtung und Beurteilung von Pflege- und Hygienefehlern Schäden für den Patienten vermeiden zu können.
- Ärzte müssen für jeden Patienten in zeitlicher Anpassung an dessen Zustand während aller Tages- und Nachtstunden verfügbar sein. Aufwendige Visiten zu bestimmten Tageszeiten entsprechen nicht den Anforderungen in der Intensivtherapie, da sie einerseits den Funktionsablauf stören, andererseits üben sie nicht die ärztliche Kontrolle in ausreichendem Maße aus
- diagnostische und therapeutische Anordnungen sind den Bedürfnissen der Patienten anzupassen unter Berücksichtigung der verfügbaren Leistungskapazität

Durchführung
- ärztliche Anordnungen werden immer schriftlich fixiert und direkt an den Ausführenden übergeben
- Begründung und Auswirkung dieser sollen den mit der Durchführung beauftragten Personen genügend erklärt werden
- Änderungen am Therapieplan sollen eigenhändig schriftlich vorgenommen werden

Besonderheiten
- rationellen Funktionsablauf durch Koordinierung ärztlicher und pflegerischer Belange erstreben
- Anhebung des Ausbildungsstandes aller an der Therapie beteiligten Berufsgruppen durch stete Lehre und praktische Unterweisung
- Förderung der Zusammenarbeit und Abbau

Wichtige Anhaltspunkte für den Pflegedienst

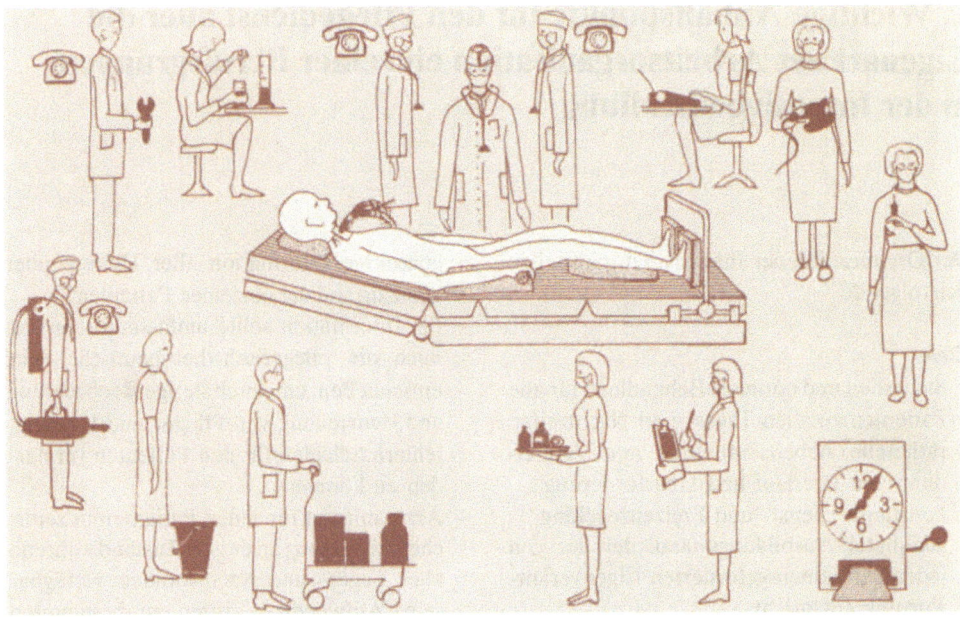

Abb. 1. Personal – Intensivtherapie

Merke: Die Tätigkeit aller Berufsgruppen muß im Interesse der Durchführung der Intensivtherapie sinnvoll koordiniert werden. Es ist die Aufgabe auch aller Angehörigen des Pflegedienstes im Interesse der Pflege, Überwachung und Durchführung der Therapie ihre Tätigkeiten so zu organisieren, daß ein reibungsloser Funktionsablauf im Rahmen der Gesamttherapie gewährleistet ist. Diese Fähigkeiten können nur dann entfaltet werden, wenn eine ausreichende Orientierung über die Aufgaben aller mitwirkenden Berufsgruppen beim Pflegepersonal vorhanden ist.

von Mißverständnissen durch regelmäßige Stationsbesprechung mit allen Berufsgruppen

Fehler und Gefahren
- mündliche Anordnungen können falsch verstanden oder vergessen werden
- durch andere Personen übermittelte Anordnungen können verändert oder falsch weitergeleitet werden
- ungenaue Dosierungsangaben oder unleserliche Schrift können fehlerhafte Durchführung der Anordnung veranlassen
- aufwendige Visiten stören den Funktionsablauf und bedeuten zusätzliche Infektionsgefährdung

1.1.2. Ärztlicher Konsiliardienst

Sinn
- Nutzung spezieller Kenntnisse der verschiedenen med. Fachdisziplinen für die Patientenbehandlung
- Beratung durch Spezialisten bei schwierigen Therapie-Entscheidungen

Organisation
- bei Notwendigkeit werden rechtzeitig ärztliche Konsiliardienste aus entsprechenden Fachgebieten zugezogen
- Anforderung erfolgt telefonisch oder schriftlich mit Begründung durch den ärztlichen Stationsdienst

- zuständige Pflegekraft soll über die Anforderung des Konsiliardienstes informiert werden, um Vorbereitungen für evtl. Maßnahmen (Verbandswechsel, Drainageentfernung usw.) treffen zu können

Durchführung
- Konsiliarärzte beim Betreten der Station auf die Einhaltung der speziellen hygienischen Regeln (Schutzkleidung usw.) hinweisen
- therapeutische Anordnungen durch Konsiliarärzte von diesen mit Begründung auf dem Konsiliarbogen des Patienten eintragen und unterschreiben lassen

Besonderheiten
- Ausführung konsiliarischer Anordnungen erfolgt erst nach Kenntnisnahme und Abzeichnung durch den Stationsarzt
- längere Konsiliarberichte sind im Arztdienstzimmer zu schreiben und den Ärzten direkt zu übergeben

Fehler und Gefahren
- Einzelanordnungen ohne Berücksichtigung der Gesamttherapie können deren Auswirkungen negativ beeinflussen
- flüchtige, nicht schriftlich begründete und fixierte Anordnungen verunsichern das Personal und gefährden die Sicherheit für den Patienten

1.2. Pflegerische Dienste

1.2.1. Pflegedienst am Krankenbett

Sinn
- Sicherheit und optimale Betreuung für alle Patienten während den Tages- und Nachtzeiten
- größtmögliche Eigenverantwortung für alle Pflegekräfte
- umfassende Berichterstattung über Krankheits- und Therapieverlauf an den ärztlichen Dienst
- Vermeidung störender Zwischenschaltungen zwischen den Personen, die die Therapie anordnen und denen, die sie durchführen
- Protektion des einzelnen Patienten vor zuviel Personen als Infektionsprophylaxe

Organisation
- die Übernahme der vollen Verantwortung für die Überwachung, Pflege, Durchführung des Therapieplanes und Materialausstattung der Patienteneinheit erfolgt von einer Pflegegruppe im Dreischichtdienst

Dreischichtdienst mit folgender Zeiteinteilung
- Frühschicht von 6.00–14.30 = 8,5 Std
- Spätschicht von 14.00–22.30 = 8,5 Std
- Nachtschicht von 22.00–6.45 = 8,75 Std
- Für die Dienstübergabe stehen mittags und abends je 30 min und morgens 45 min zur Verfügung
- jede Pflegekraft wird in ihrer Schicht alle 3 Std für eine 15-min-Pause abgelöst
- Die Erhaltung der Hygiene und Kontinuität der Überwachung verbietet für alle Pflegekräfte in der direkten Patientenbehandlung das Verlassen der Station während ihrer Dienstzeit
- die 2 × 15 min Arbeitsunterbrechung während einer Schicht werden deshalb nicht als Pause, sondern als Arbeitszeit berechnet
- eine Pflegegruppe besteht aus 5 Kräften
- je eine Pflegekraft übernimmt die Früh-, Spät- und Nachtschicht in einem konstanten Wechselrhythmus der einzelnen Schichten und der Dienst- und Freizeit
- so befinden sich in 24 Std immer 3 Kräfte im Dienst
- 2 Pflegekräfte gelten als Ersatz für Freizeit, Urlaub und Krankheit
- Die Dienstplanregelung erfolgt im 28-Tage-(4 Wochen)-Rhythmus
- für je 4 Pflegekräfte ergibt sich ein konstanter Dienst- und Freizeitrhythmus mit folgender Einteilung:

7 Tage Frühdienst à 8,5 Std = 59,5 Std
6 Tage Spätdienst à 8,5 Std = 51,0 Std
4 Tage frei (1 Sonntag und 3 Werktage)
7 Tage Nachtdienst à 8,75 Std = 61,25 Std
4 Tage frei (3 Werktage und 1 Sonntag)
Gesamtarbeitszeit in 4 Wochen 171,75 Std

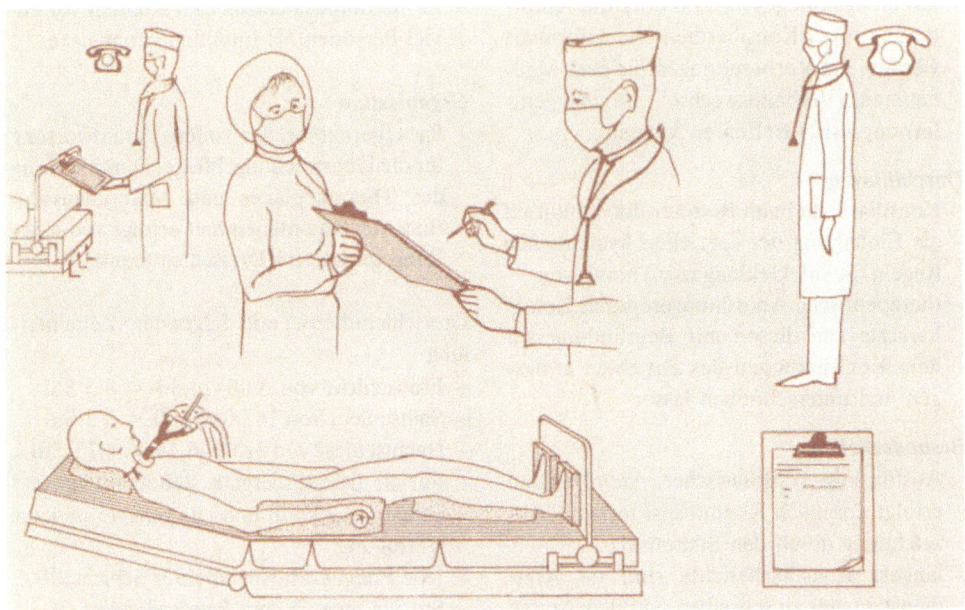

Abb. 2. Konsiliartätigkeit in der Intensivtherapie

Merke: Die Vielseitigkeit der ärztlichen Probleme bei Intensivtherapiepatienten erfordert in höherem Maße die Hinzuziehung von Konsiliarärzten. Die speziellen diagnostischen und therapeutischen Gesichtspunkte der Konsiliardienste einerseits und die Gewährleistung des einheitlichen therapeutischen Konzepts andererseits setzen jedoch eine Koordinierung voraus. Aus diesen Gründen sollen alle Verordnungen der Konsiliarärzte schriftlich erfolgen; sie können jedoch nur dann – mit Ausnahme von Notfällen – vom Pflegepersonal durchgeführt werden, wenn sie durch den für die Gesamttherapie verantwortlichen Arzt bestätigt worden sind. Es ist die Aufgabe des Pflegedienstes, diese Bestätigung einzuholen.

- dieser Regelung liegt noch die 42-Stunden-Woche zugrunde
- mit Einführung der 40-Stunden-Woche bleiben 11,75 Std als Überstunden
- es besteht deshalb die Notwendigkeit, statt bisher 8 jetzt 9 freie Tage in 4 Wochen zu gewähren
- das Anrecht auf Dienstfreiheit an jedem zweiten Wochenende bedeutet, daß an den Wochenenden pro Pflegegruppe nur 2 statt 3 Kräfte zur Verfügung stehen
- diese Lücke einer fehlenden Schicht pro Pflegegruppe muß durch Zusatzkräfte evtl. aus anderen Bereichen kompensiert werden
- die Abgeltung von Feiertagen und Urlaub ist möglichst gleichmäßig nach einem frühzeitig erstellten Plan auf das ganze Jahr zu verteilen

Durchführung
- bei Dienstbeginn umfassende Information verlangen über den gesamten Krankheits- und Therapieverlauf und Zimmereinrichtung
- gemeinsam mit der abzulösenden Pflegekraft Therapieplan und Überwachungsbogen vom Zeitpunkt des letzten Dienstendes an in allen Einzelheiten durchsprechen

- Kontrolle des Notbestecks auf Vollständigkeit und Funktionsfähigkeit
- Durchführung aller Maßnahmen, die die Anwesenheit von 2 Personen erfordern
- stete korrekte Überwachung, Pflege, Therapiedurchführung und Dokumentation während der ganzen Dienstzeit
- umfassende Information an den ärztlichen Dienst
- Entgegennahme schriftlicher ärztlicher Anordnungen
- Koordinierung der eigenen Aufgaben mit den Aufgaben aller anderen beteiligten Berufsgruppen
- Gewährleistung der Beachtung aller Regeln der Hygiene, Desinfektion und Sterilität durch alle im Patientenzimmer tätig werdenden Personen
- überlegte Vorbereitung der Dienstübergabe durch Notizen über Besonderheiten und notwendige Materialauffüllung
- bei Dienstende umfassende Information über den gesamten Krankheits- und Therapieverlauf an die ablösende Pflegekraft

Besonderheiten
- die Pflegegruppe in der direkten Patientenbehandlung ist am intensivsten und kontinuierlichsten mit dem einzelnen Patienten beschäftigt
- diese Tatsache prädestiniert sie zum steten Anwalt für die Rechte und Bedürfnisse des Patienten gegenüber allen an der Behandlung beteiligten Personen
- sie soll darum den Behandlungseffekt fördern durch gute Koordinierung und Information, zeitliche Abstimmung und gute Assistenz

Die Übernahme der vollen Verantwortung für die zugeteilten Patienten und den Funktionsablauf fordert von jeder Krankenpflegekraft
- einen adäquaten Ausbildungsstand
- Pünktlichkeit und Zuverlässigkeit
- Konzentration und sachliche Überlegung
- Beachtung diagnostischer Ergebnisse
- frühzeitiges Erkennen von Veränderungen und sich anbahnenden Komplikationen
- sofortige Meldung evtl. gemachter Fehler und ruhige Annahme sachlicher Beanstandung
- klar informierende Berichterstattung
- überlegenes Handeln in Notsituationen
- strenge Einhaltung der Hygiene-Regeln zur Verhütung jeder Keimverschleppung
- Einfühlungsvermögen in die Situation der Patienten und Mitarbeiter
- Bereitschaft zu guter Zusammenarbeit
- die Zahl der zugeteilten Patienten für eine Pflegekraft muß für alle Patienten eine ihrem Zustand adäquate Pflege, Überwachung und Therapiedurchführung sicherstellen

Fehler und Gefahren
- alles, was die Konzentration vom Patienten ablenkt (Lesen usw.), gefährdet die Sicherheit des Patienten und kann deshalb den in der direkten Patientenbehandlung tätigen Pflegekräften nicht gestattet werden
- die Zeiten der Dienstübergabe werden zu knapp bemessen
- Behandlungsfehler während der Pausenablösung. Daher soll für diese Zeit nur die Überwachung, jedoch nach Möglichkeit keine Behandlung erfolgen
- unnötige Gespräche beim bewußtlosen und sedierten Patienten
- Störung im Dienstrhythmus. Sie bedeutet eine Störung der Kontinuität für Patienten und Personal
- Gesundheitsschäden durch physische und psychische Überforderung. Sie können nur durch konstante Dienst- und Freizeitregelung und sinnvolle Nutzung der Freizeit verhütet werden.

1.2.2. Pflegedienst in der Organisation und praktischen Unterweisung

Sinn
- Organisation
- Praktische Unterweisung
- Hilfe in Notsituationen

Organisation
- für je 5–6 Betten ein sogenannter Außendienst im Dreischichtdienst

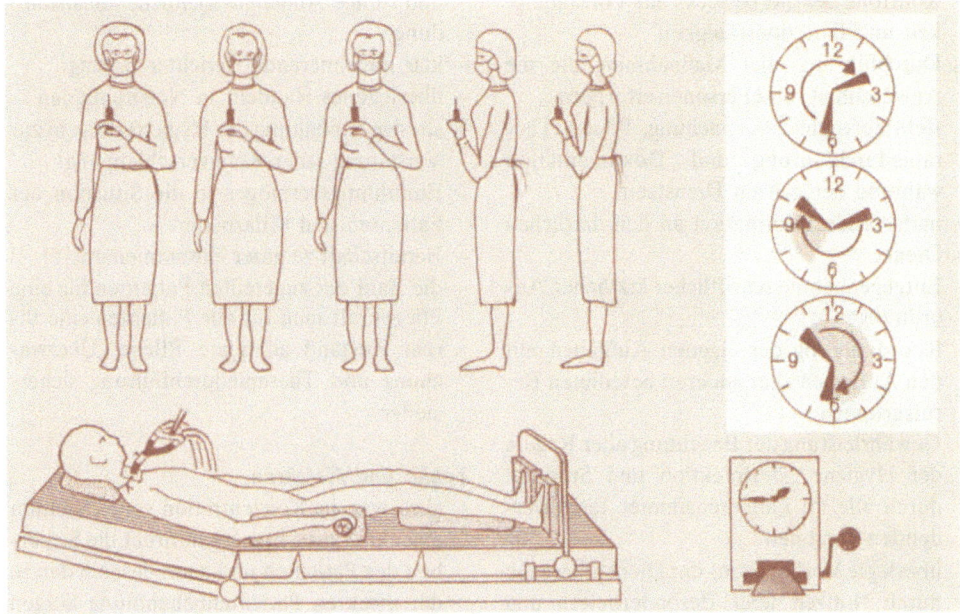

Abb. 3. Schichtdienst in der Intensivtherapie

Merke: Die Eigenart des Patientengutes in der Intensivtherapie verlangt fast ohne Ausnahme nach einer kontinuierlichen Pflege, Überwachung und Therapie. Es ist daher selten möglich, die Leistung in der direkten Patientenbehandlung nachts einzuschränken. Der erforderliche Schichtdienst bringt jedoch die Gefahr der Diskontinuität in der Orientierung des Behandlungspersonals mit sich. Es ist eine unerläßliche Aufgabe aller Mitglieder des Pflegedienstes, die Übergabe von Patienten so zu gewährleisten, daß keine Lücken in den Informationen entstehen können.

– gleicher Dienst- und Freizeitrhythmus und Bedarfsberechnung wie für die Pflegekräfte in der direkten Patientenbehandlung

Durchführung
– Dienstübernahme mit umfassend informierender Berichterstattung durch den Außendienst der vorangegangenen Schicht
– Kontrolle des Gerätestandes, besonders der Notfallgeräte und Notbestecke
– Wahrnehmung aller organisatorischer Aufgaben zur Gewährleistung eines reibungslosen Funktionsablaufes für die gesamte Betteneinheit

– Anleitung und Beaufsichtigung des Hilfspersonals
– Ablösung der Krankenpflegekräfte in der direkten Patientenbehandlung alle 3 Std für 15 min
– stete praktische Unterweisung aller in Weiterbildung befindlicher Krankenpflegekräfte
– Einführung und Beaufsichtigung neuer Pflegekräfte und Aushilfskräfte
– bei personellen Schwierigkeiten gemeinsame Entscheidung mit dem zuständigen Arzt über die Anpassung der personellen Möglichkeiten an die therapeutischen Notwendigkeiten
– Förderung der Koordination und Zusam-

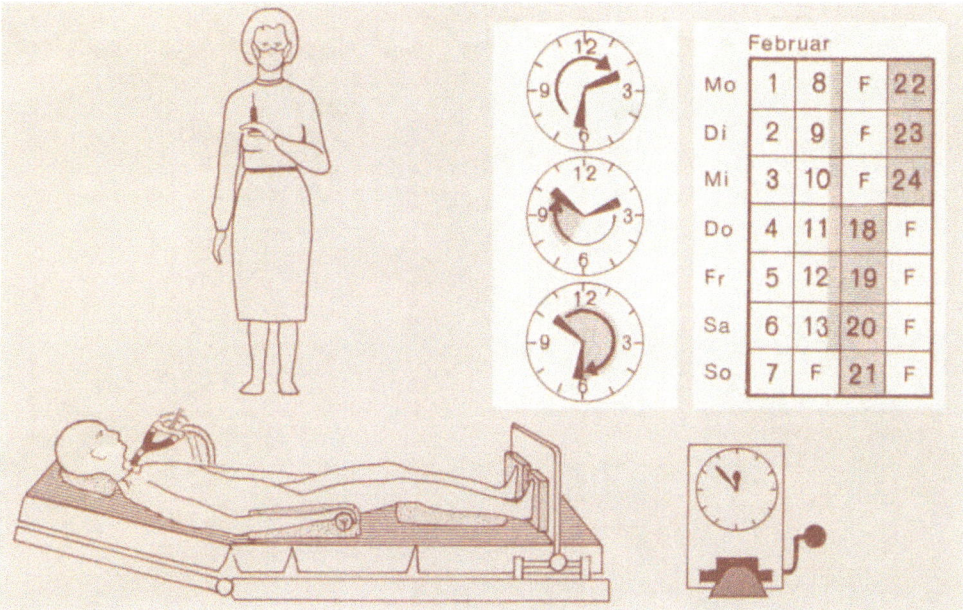

Abb. 4. Diensteinteilung in der Intensivtherapie

Merke: Die vielseitigen Aufgaben des Pflegedienstes in der Intensivtherapie setzen eine ausreichend geregelte Diensteinteilung voraus. Im Interesse der Dienstbereitschaft des Pflegepersonals müssen die Dienst- und Freizeitregelung auf lange Sicht geplant werden.

menarbeit durch Stationsbesprechungen mit allen Berufsgruppen in erforderlichen Zeitabständen
– eingehende Information der nächsten Schichtablösung über die Gesamtsituation der Station

Besonderheiten
– die stete Erhaltung und Hebung der Qualität des Pflegedienstes erfordert neben einer guten Organisation die stete Lehre und Fachaufsicht durch Fachschwestern/Fachpfleger
– die Stärkung der Eigenverantwortung und Entfaltung aller Mitarbeiter gelingt nur durch Vermeidung jeder unnötigen Reglementierung durch den Außendienst
– seine geistige Haltung und Arbeitsweise prägen die Atmosphäre der Station
– die physische und psychische Belastung in der Intensivtherapie können besonders für neue Kräfte eine Überforderung darstellen, hier sollte vom Außendienst verstehende Hilfe und Aufmunterung geboten werden

Fehler und Gefahren
– schlechte Organisation stört den Funktionsablauf, gefährdet die Sicherheit des Patienten und erhöht die Belastung für alle Mitarbeiter
– mangelhafte Unterweisung bedingt Unsicherheit und fehlerhafte Durchführung der Maßnahmen
– die Anwendung des Organisationsprinzips der Funktionspflege in der Wahrnehmung der Aufgaben des Außendienstes bedeutet einen Rückschritt
– nur die Delegation aller Arbeiten, die nicht unbedingt vom Außendienst selbst durchgeführt werden müssen, schafft die Freiheit

Wichtige Anhaltspunkte für den Pflegedienst

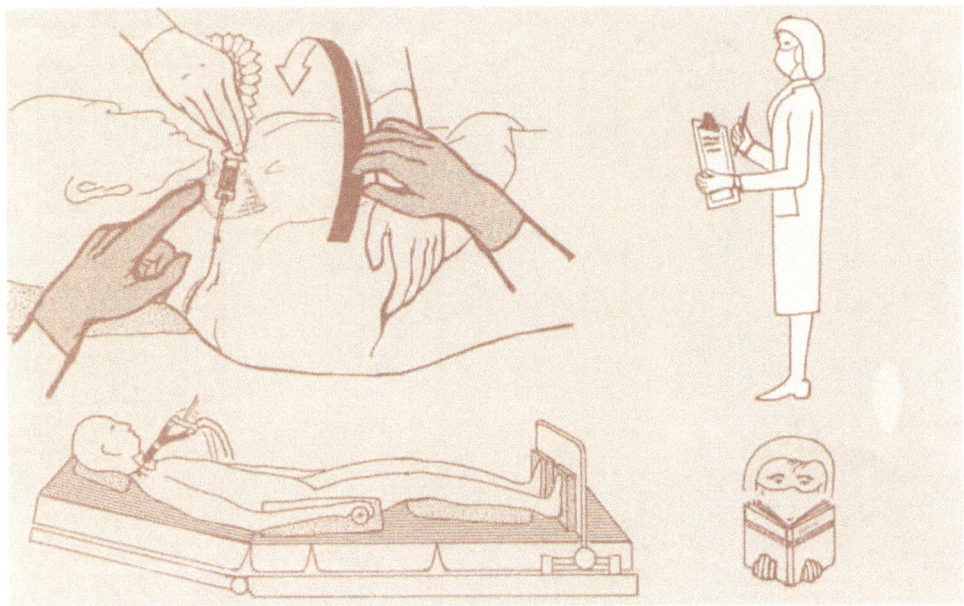

Abb. 5. Weiterbildung – Fachkrankenpflege. Praktische Unterweisung

Merke: Die Organisation des Pflegedienstes in den Weiterbildungsstätten muß so erfolgen, daß genügend Raum und Zeit für die praktische Unterweisung im Rahmen der Weiterbildung vorhanden ist. Die Weiterbildung – Fachkrankenpflege kann nur bei ausreichender Koordinierung des theoretischen Unterrichtes und der praktischen Unterweisung mit Erfolg organisiert werden. Es ist die Aufgabe des Pflegedienstes, insbesondere die der Funktionskräfte, sich hier mit dem erforderlichen Interesse einzusetzen.

für die Wahrnehmung der wichtigen patientenbezogenen Aufgaben in der richtigen Relation

1.2.3. Pflegehilfskräfte

Sinn
– Freistellung der diplomierten Pflegekräfte für ihre spezifischen Aufgaben in der Intensivtherapie

Organisation
– an allen Werktagen Dienst von 7.00–21.30 in 2 Schichten
– auf je 5–6 Betten in jeder Schicht 1 Pflegehilfskraft
– Wochenenddienst in zweiwöchigem Wechsel
– Kompensation des Wochenendausfalles durch Aushilfskräfte

Beispiel für Dienstregelung:
6 Tage Frühdienst
7–14.30 ($^1/_2$ Std Pause) 6×7 = 42 Std
6 Tage Spätdienst
14–21.00 ($^1/_2$ Std Pause) $6 \times 6,5$ = 39 Std
2 Tage frei   in 2 Wochen $\overline{= 81\ \text{Std}}$
– die 1 Std kann nach eigenem Wunsch an einem Tag in der Woche mit frei abgegolten werden

Durchführung
– Reinigung und Vorbereitung des anfallenden Materials für die Sterilisation

- Zustellung des Untersuchungsmaterials zu den zuständigen Laborstellen
- Abholen der Befunde
- Sorge für Beschaffung und Abtransport von Wäsche, Gebrauchsmaterial, Lebensmittel usw.
- Richten der Mahlzeiten für die Patienten und das Personal, das die Station nicht verlassen kann
- Sorge für die Ordnung und Sauberkeit in allen Nebenräumen der Station
- Ausstattung der Patienteneinheit nach Zimmerdesinfektion unter der Aufsicht einer Pflegekraft
- Hilfe bei pflegerischen Verrichtungen in der Intensivtherapie nur in Zusammenarbeit mit einer diplomierten Pflegekraft
- Ausführung notwendiger Botengänge

Besonderheiten
- die gewissenhafte Ausführung sogenannter Nebenarbeiten erlangen in der Intensivtherapie durch deren Eigenart einen besonderen Stellenwert
- sie tragen wesentlich zum reibungslosen Funktionsablauf der gesamten Patientenbehandlung bei
- für den Einsatz als Pflegehilfskräfte in der Intensivtherapie eignen sich nur verantwortungsbereite Personen
- durch klare Aufgabenzuweisung läßt sich für diese ein befriedigendes Tätigkeitsfeld schaffen
- ihre Mitarbeit bedeutet gerade für den Außendienst eine wesentliche Hilfe

Fehler und Gefahren
- Pflegehilfskräften darf nicht die Pflege und Überwachung bei Intensivtherapiepatienten übertragen werden
- der Einsatz von nicht adäquat ausgebildetem Personal erhöht die Vitalgefährdung der Intensivtherapiepatienten und kann deshalb weder von Ärzten noch von diplomierten Krankenpflegekräften verantwortet werden

1.3. Krankengymnastik-Dienst

Sinn
- Funktionserhaltung durch prophylaktische Maßnahmen
- Funktionsverbesserung oder Wiederherstellung durch therapeutische Maßnahmen

Organisation
- konstanter Dienst an allen Tagen von 8.00–22.00 Uhr geteilt in zwei Schichten
- Behandlung des Patienten während einer Schicht möglichst durch gleiche Person
- Einsatz von Praktikantinnen und noch in Ausbildung befindlichen Kräften nur in Zusammenarbeit und unter direkter Fachaufsicht bereits ausgebildeter Fachkräfte

Personalbedarfsermittlung erfolgt nach der Formel:
tägl. Behandlungszeit pro Patient mal 7 Wochentage mal Patientenzahl geteilt durch Wochenarbeitszeit plus Ersatz für Krankheit und Urlaub

Beispiel
krankengymnastischer Dienst täglich von 8–22.00 Uhr
2 stdl Physiotherapie
der Lunge $\quad = 8 \times 15$ min $= 2$ Std
2 × täglich Physiotherapie
des Bewegungs-
Apparates $\quad = 2 \times 30$ min $= 1$ Std
tägliche Behandlungszeit
pro Patient $\quad = \quad 3$ Std

$$\frac{3 \text{ Std} \times 7 \text{ Tage} \times 10 \text{ Pat.}}{40 \text{ Std. Wochenarbeitszeit}} = 5{,}25$$

plus 20% Ersatz für Urlaub und
Krankheit $\quad = 1{,}05$
Gesamtbedarf $\quad = 6{,}30$ Kräfte

Durchführung
- zeitgerechte Durchführung der ärztlich angeordneten physiotherapeutischen Maßnahmen zur Erhaltung und Verbesserung der Lungenfunktion (falls nicht anders verordnet, alle 2 Std)
- zeitgerechte Durchführung der ärztlich angeordneten krankengymnastischen Maß-

nahmen zur Funktionserhaltung und -verbesserung des Bewegungsapparates (falls nicht anders verordnet, 2× täglich)
- Unterweisung der Pflegekräfte bezüglich der Vermeidung von Lagerungsschäden und zwischenzeitlich von diesen durchzuführenden Maßnahmen
- Dokumentation der durchgeführten Behandlung und Ergebnisberichte an den ärztlichen Dienst
- rechtzeitige Meldung bei Behandlungsschwierigkeiten oder Komplikationen
- Objektivierung des Behandlungseffektes durch Anfragung der Kontrollergebnisse (Röntgen-Aufnahmen)
- rechtzeitige Rehabilitationseinleitung mit zunehmender Belastungssteigerung unter Berücksichtigung des Allgemeinzustandes

Besonderheiten
- die Intensität und Häufigkeit der einzelnen Maßnahmen der Notwendigkeit und dem Zustand des Patienten anpassen
- bei Unklarheiten und Schwierigkeiten ärztliche Stellungnahme erbitten
- Koordinierung pflegerischer und physiotherapeutischer Maßnahmen durch gemeinsame Absprachen erstreben
- durch gegenseitige Hilfeleistung Rationalisierung und patientenschonende Durchführung der pflegerischen und krankengymnastischen Maßnahmen gewährleisten

Fehler und Gefahren
- zu große Zeit-Intervalle zwischen den einzelnen Behandlungsmaßnahmen machen den Erfolg der einzelnen Maßnahme wieder zunichte
- abrupte Bewegungen können Diskonnektion oder Herausziehen von Sonden, Kathetern, Kanülen usw. bewirken
- ungenügende Anpassung an den Zustand des Patienten kann Dekompensationserscheinungen verursachen

1.4. Labordienst

Sinn
- Erstellung genauer und zeitgerechter analytischer Ergebnisse für Diagnostik- und Therapieentscheidung
- Gewährleistung schnellstmöglicher Analysenergebnisse in akuten Notsituationen

Organisation
- Routine-Laboruntersuchungen
- Spezialuntersuchungen in den zuständigen Speziallabors
- jeweils speziell angeordnete Notfalluntersuchungen im Notfallabor

Durchführung
- Durchführung der gewünschten Analysen
- Eintragung der Ergebnisse in die jeweiligen Formulare
- Befundzustellung an den behandelnden Arzt

Fehler und Gefahren
- Verwechslung von Untersuchungsmaterial oder Ergebnissen kann zu falschen therapeutischen Anordnungen führen
- unsachgemäße Durchführung der Analysen verfälscht die Ergebnisse
- ungenaue oder verspätete Ergebnisse gefährden die Diagnostik und Therapie

1.5. Technischer Dienst

Sinn
- einwandfreie Funktion aller benötigten Geräte
- schnelle Defektbehebung
- schneller funktionsfähiger Ersatz bei Geräteausfall

Organisation
- Wahrnehmung der Routineaufgaben während der normalen Dienstzeit entsprechend der speziellen Zuständigkeit

– außerhalb der normalen Arbeitszeit telefonische Rufbereitschaft
– Firmen-Wartungsverträge für spezielle Geräte

Durchführung
– tägliche Funktionskontrolle und Wartung aller im Betrieb befindlichen Geräte
– betriebsfähige Instandsetzung und Funktionsüberprüfung der zur Reinigung und Sterilisation aus dem Betrieb gezogenen Geräte
– Veranlassung ausreichender Beschaffung benötigter Geräte, Ersatzteile und Zubehörteile
– Führung einer übersichtlichen Dokumentation über Gerätebestand, Einsatz, Wartung und Reparatur
– stete technische Unterweisung des Personals, dem die Bedienung und Wartung der einzelnen Geräte während des Einsatzes am Patienten obliegt
– bei Notwendigkeit Erstellung kurzer schriftlicher Bedienungsanleitung
– schnelle Reparatur bei kleineren Defekten

Fehler und Gefahren
– Ausfall des Technischen Dienstes gefährdet die Therapie und unter Umständen sogar das Leben der Patienten
– nicht ausreichender Bestand an Geräten, Ersatz- und Zubehörteilen erschwert die Einhaltung der hygienischen Forderungen
– unsachgemäße Bedienung führt zu Behandlungsfehlern und Materialschäden

1.6. Bürodienst

Sinn
– Entlastung des ärztlichen Dienstes
– Entlastung des pflegerischen Dienstes
– zeitgerechte Informationsübermittlung
– Bereitstellung benötigter Informationsunterlagen
– geordnete Archivierung aller Dokumentationsunterlagen

Organisation
– Ausführung möglichst aller anfallenden Schreibarbeiten des ärztlichen und pflegerischen Dienstes während der normalen Dienstzeit
– zentrale Annahme und Weitervermittlung von Telefongesprächen durch Koppelung aller Telefongeräte der Station mit dem Sekretariat

Durchführung
– zeitgerechte Zustellung der auf Band gesprochenen Berichte
– zeitgerechte Erstellung aller notwendigen Schriftstücke bei Aufnahme, Verlegung oder Tod eines Patienten
– zeitgerechte Erstellung der von der Verwaltung geforderten Meldungen
– Erstellung von Einzel- und Jahresstatistiken

Fehler und Gefahren
– ungenügende Vorbereitung, Unordnung und Systemlosigkeit erschwert die Arbeit und beeinträchtigt den Effekt der Leitung
– Ungenauigkeit und Fehler in Berichten und Dokumentationsunterlagen können zu falschen Ergebnissen mit Gefährdung der Patientenbehandlung führen

1.7. Desinfektionsdienst

Sinn
– Schlußdesinfektion bei Freiwerden eines Patientenzimmers
– Sprühdesinfektion spezieller Flächen, Gegenstände oder Räume nach Notwendigkeit

Organisation
– die Desinfektion durch einen Desinfektor bei Bedarf sofort telefonisch über die Desinfektionszentrale anfordern
– nach Beendigung der normalen Dienstzeit über Rufbereitschaft anfordern

Durchführung
– Desinfektor dichtet das Zimmer ab

- er führt die Raumdesinfektion mit speziellen Geräten durch und schützt sich selbst durch eine Gesichtsmaske
- nach Verlassen des Raumes durch Desinfektor wird der Raum für die angegebene Zeit verschlossen (Dauer variiert je nach Desinfektionsmethode)
- Uhrzeit für die Öffnung des Raumes ist deutlich sichtbar an der Tür zu vermerken

Besonderheiten
- die einzelnen Desinfektionsmethoden benötigen verschieden lange Einwirkzeiten
- eine Intensivtherapiestation sollte immer aufnahmebereit sein
- Patientenverlegungen sind deshalb so zu planen, daß die Herrichtung für eine Neuaufnahme nach abgeschlossener Raumdesinfektion noch während der Anwesenheit der Reinigungs- und Hilfskräfte erfolgen kann
- fällt eine Raumdesinfektion ausnahmsweise in die Nachtschicht, so sind die anwesenden Kräfte für eine schnelle Wiederherrichtung des Zimmers verantwortlich
- ist in der Nacht keine Neubelegung zu erwarten oder ist noch ein aufnahmebereites Zimmer verfügbar, so kann die Bodenreinigung bis zum Eintreffen der Reinigungskräfte zurückgestellt werden

Fehler und Gefahren
- Raumdesinfektion wird durch ungeprüfte Kräfte durchgeführt
- die Anweisungen bezüglich Einwirkungszeit usw. werden nicht richtig befolgt
- die Effektivität der angewandten Methoden reicht nicht aus. Sie sollte in gewissen Zeitabständen bakteriologisch überprüft werden

1.8. Reinigungsdienst

Sinn
- Gewährleistung der Sauberkeit auf der ganzen Station als Grundvoraussetzung der Hygiene

Organisation
- gleiche Organisation wie bei Pflegehilfskräften

Durchführung
- Verrichtung aller Putzarbeiten nach einem Zeitplan
- Abtransport der Schmutzwäsche und des Abfalls zu den Abholstellen des Hol- und Bringdienstes
- Reinigung von Sammelgefäßen, Spülbekken, Ausgußraum usw.
- Spülarbeiten in Labor und Küche

Besonderheiten
- die Verantwortung für das Arbeiten und die Einhaltung einer korrekten Arbeitsweise obliegt dem Pflegepersonal
- im Patientenzimmer ist die dort verantwortliche Pflegekraft für die Gewährleistung der Sauberkeit verantwortlich; in den übrigen Räumen der Außendienst

Es ist besonders darauf zu achten, daß die Reinigungskräfte
- für sich selbst eine ausreichende Körperhygiene beachten
- die hygienischen Regeln bezüglich des Wechselns der Schutzkleidung für jedes Patientenzimmer korrekt einhalten
- die Reinigungs- und Desinfektionslösungen in der richtigen Konzentration herstellen und häufig genug erneuern

Fehler und Gefahren
- die Reinigung erfolgt nicht sorgsam genug und staubfrei
- bodenständige Geräte und Gegenstände behindern eine gründliche Reinigung
- ungenügende oder unsachgemäße Reinigung begünstigt Keimverschleppung

1.9. Hol- und Bringedienst

Sinn
- Ent- und Versorgung der Station mit allen benötigten Gebrauchsgütern

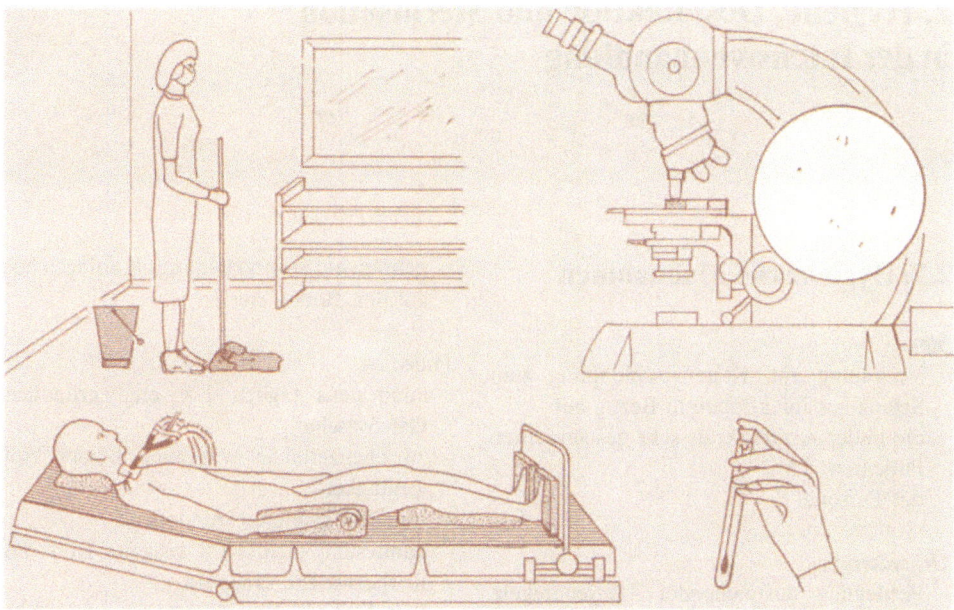

Abb. 6. Laufende Desinfektion im Patientenzimmer

Merke: Alle Flächen, Geräte und Gebrauchsmaterialien müssen im Patientenzimmer einer stetigen Desinfektion unterzogen werden. Nur so läßt sich eine Keimarmut in erforderlichem Ausmaß erreichen. Das hierfür verantwortliche Pflegepersonal muß darauf achten, daß Hilfskräfte und Raumpflegerinnen eine entsprechende Unterweisung und fortlaufende Überwachung erfahren.

Organisation
- für die Entsorgung sind alle Güter zeitgerecht an den Abholstellen in den dafür bestimmten Behältern abzustellen
- für die Versorgung sind alle Anforderungen zeitgerecht dem Zustelldienst zuzuleiten

Besonderheiten
- die Anforderungen sollten immer in Berücksichtigung der Zustellzeiten erfolgen
- die Einrichtung eines umfassenden Hol- und Bringedienstes bedingt einen bedeutenden Rationalisierungseffekt

- stellt die Klinik keinen Hol- und Bringedienst, so sollte die Intensivbehandlungsstation mit Hilfspersonal einen eigenen für die Station organisieren

Fehler und Gefahren
- nicht ausreichende Materialbestellung gefährdet die Patientenversorgung und stört den Funktionsablauf
- unnötige Materialhortung ist unrationell und unwirtschaftlich

2. Hygiene, Desinfektion und Sterilisation in der Intensivbehandlung

2.1. Hygienische Maßnahmen

Sinn
- Verhütung von Keimverschleppung zum Schutz vor Infektionen in Bezug auf
- die in der Abwehrkraft sehr geschwächten Patienten
- das Personal

Organisation
- Festlegung ausreichender Hygieneregeln bezüglich:
  Personal
  Patienten
  Material
  Räume
- Überwachung der korrekten Einhaltung
- laufende bakteriologische Kontrollen

Durchführung

Personal:
Außer einer guten Körperhygiene und der Einhaltung allgemeiner Sauberkeitsregeln ist auf der Intensivtherapiestation besonders zu beachten:
- vor jedem Dienstantritt frische, gut waschbare Kleidung anziehen
- vor Betreten des Patientenzimmers Hände waschen
- Schutzkittel, Mütze, Mundschutz anziehen
- Überschuhe so anziehen, daß sie nicht den Boden außerhalb des Zimmers berühren
- im Zimmer nochmals Hände waschen
- für alle Arbeiten am Patienten, insbesondere für die, die mit Ausscheidungen zusammenhängen, Handschuhe anziehen
- ausreichende zwischenzeitliche Reinigung und Pflege der Hände
- beim Verlassen des Patientenzimmers Schutzkleidung in die dafür bestimmten Abwurfbehälter abwerfen
- gebrauchte Schutzkleidung nie ablegen oder auf den Boden werfen

Patienten:
- mindestens täglich 1 × eine gründliche Ganzwäsche
- zwischenzeitliche Waschungen nach Notwendigkeit
- stete umfassende Grundpflege
- mindestens täglich 1 × gesamte Bett- und Körperwäsche erneuern
- Waschlappen, Handtücher usw. nur 1 × benutzen
- bei allen Arbeiten am Patienten hygienische Arbeitsweise beachten und Schmierinfektionen vermeiden

Material
- soweit als möglich Einmalmaterial benutzen
- gebrauchtes Material niemals schmutzig auf Arbeitsfläche oder Boden ablegen
- Wegwerfmaterial sofort in Schmutzbehälter abwerfen
- wieder verwendbares Material in Desinfektionslösung abwerfen (Lösung muß Material ganz bedecken)
- Sammelgefäße usw. vor Reinigung in Desinfektionslösung einlegen
- Abwurfbehälter vor Abtransport fest verschließen
- Urin- und Blutgefäße immer streng getrennt von sauberem Material abstellen
- nur das tatsächlich benötigte Gebrauchsmaterial im Patientenzimmer deponieren

Räume:
- alle Patientenzimmer, Flur und Ausgußräume 2 × täglich gründlich naß putzen
- für jedes Zimmer frische Desinfektionslösung bereiten

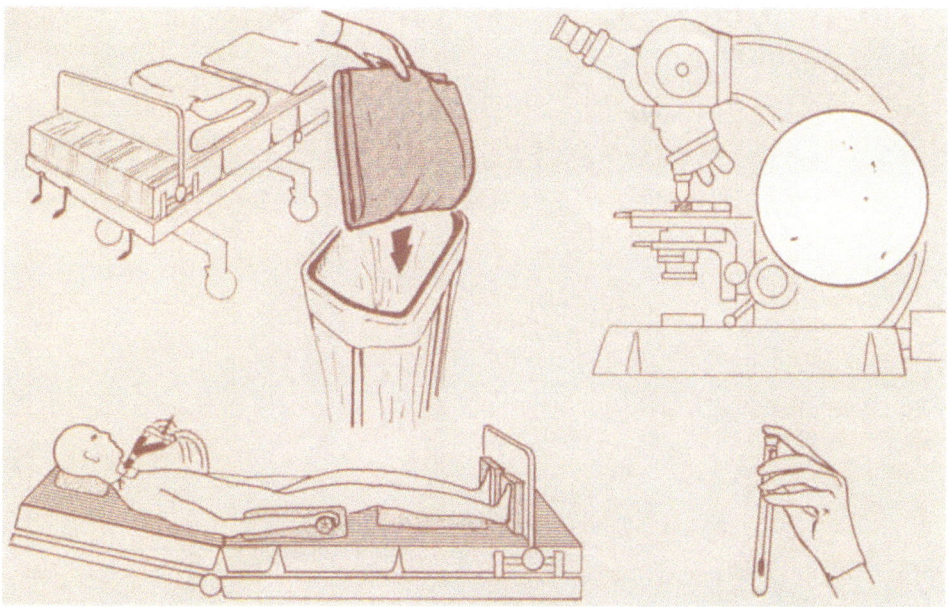

Abb. 7. Beseitigung von Abfällen und schmutzigen Gegenständen in der Intensivtherapie

Merke: Unnötige Staubentwicklung und Keimverschleppung kann nur dann vermieden werden, wenn die Beseitigung von Abfällen und schmutzigen Gegenständen mit Handschuhen und direkt in den dafür bestimmten Abwurfbehälter erfolgt.

- alle Nebenräume täglich 1 × naß putzen
- beim Putzen für ausreichende Bodenfreiheit sorgen
- Geräte, Ablageflächen, Einrichtungsgegenstände 1 × täglich naß mit desinfizierender Lösung abwaschen
- immer staubfreie Arbeitsweise beachten
- Fenster, Türen, Wände usw. sind nach Notwendigkeit zwischenzeitlich zu reinigen
- eine gründliche Gesamtreinigung jedes Patientenzimmers ist im Anschluß an jede Verlegung und Raumdesinfektion durchzuführen

Besonderheiten
- vor der Station empfiehlt sich die Errichtung einer Bakterienschranke durch Schleuse, UV-Strahler und lösungsgetränkten Fußbodenbelag
- für alle Personen, die nur sporadisch die Station oder die Patientenzimmer betreten, gelten die hygienischen Regeln in gleicher Weise
- auch außerhalb der Patientenzimmer sind offene lange Haare durch eine Mütze genügend zu bedecken
- nichts, was mit der Trachealkanüle, dem Endotrachealtubus, Katheter, Drainagen usw. in Berührung kommt, auf das Bett ablegen, z. B. Verschlußstöpsel, Konnektoren, Rubenbeutel
- alle diese Dinge besonders sorgfältig reinigen und häufig gegen sterilisierte auswechseln
- ist ein Ablegen erforderlich, so nur auf der Innenseite der sterilen Kompresse

Fehler und Gefahren
Unhygienische Arbeitsweise führt zur Keimverschleppung:

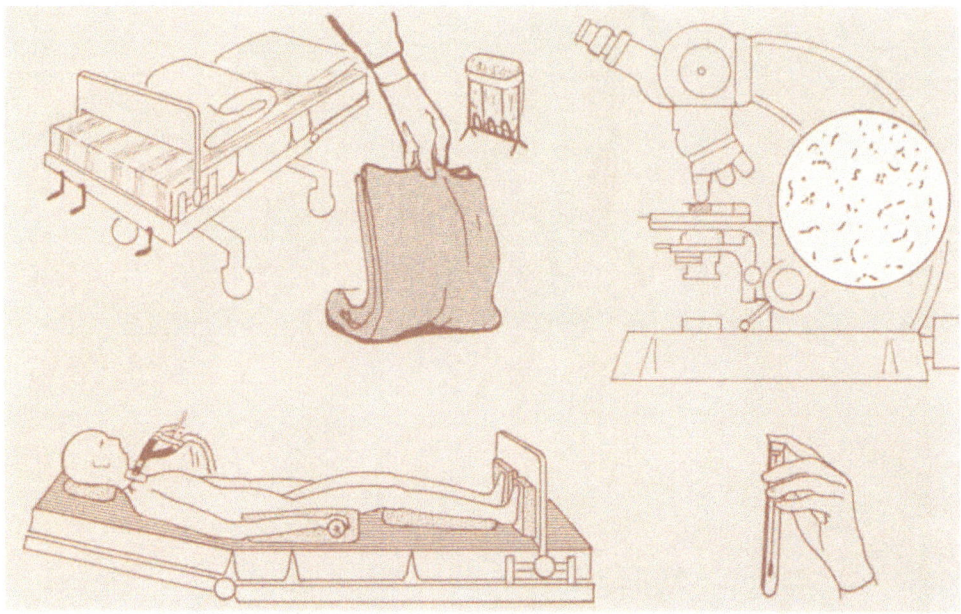

Abb. 8. Hygiene in der Intensivtherapie

Merke: Die Abwehrkräfte bei Intensivtherapiepatienten sind sehr geschwächt. Zahlreiche therapeutische Maßnahmen sind in der Intensivtherapie jedoch mit erhöhter Gefahr einer Infektion verbunden. Bei pflegerischen Maßnahmen ist die Möglichkeit der Keimverschleppung immer gegeben. Diese Gesichtspunkte müssen vom Pflegepersonal bei jeder ihrer Handlungen immer bedacht werden.

– am Patienten selbst, z.B. Kolibakterien in Harn- und Atemwegen
– im Raum z.B. durch Ablegen von Gegenständen auf dem Bett
– von Patient zu Patient
– von Personal zu Patient oder umgekehrt
– besonders Ventilatoren, Belüftungsanlagen und trockene Reinigungsmethoden begünstigen Staubaufwirbelung und Keimverschleppung

Besondere Infektionsquellen sind:
– Luft
– Staub
– Fußboden
– Ausscheidungen

2.2. Desinfektion

Sinn
Erzielung von Keimarmut durch:
– teilweise Zerstörung der Keime
– Wachstumshemmung der Keime

Organisation
– stete laufende Desinfektion durch Pflege- und Hilfspersonal
– Schlußdesinfektion durch Desinfektionsdienst

Durchführung
Laufende Desinfektion:
– alle Flächen im Patientenzimmer alle 12 Std

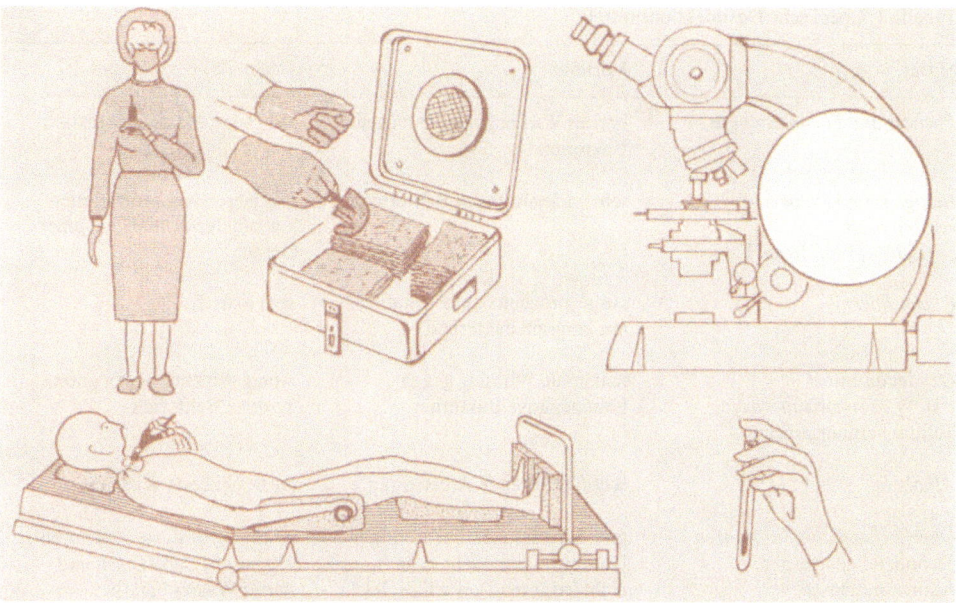

Abb. 9. Arbeitsweise im Patientenzimmer

Merke: Bei Intensivtherapiepatienten werden aus diagnostischen und therapeutischen Gründen Drainagen, Sonden und Katheter gelegt. Sie halten das Gefäßsystem, die Körperhöhlen und Teile von Organsystemen usw. ständig offen. Damit sind Intensivtherapiepatienten etwa den gleichen Gefahren ausgesetzt wie Patienten während eines operativen Eingriffes. Diese Tatsache verlangt die größtmögliche Beachtung der Regeln der sterilen Arbeitsweise am Patienten insbesondere durch das Pflegepersonal.

oder nach Notwendigkeit mit Desinfektionslösung abwaschen oder absprayen
- gebrauchte Gegenstände in Desinfektionslösung einlegen
- nach ausreichender Einwirkzeit eingelegte Gegenstände für Wiederverwendung aufbereiten
- Fußböden aller Patientenzimmer und stark benutzte Verkehrsflächen und Nebenräume 2 × täglich mit Desinfektionslösung putzen
- andere Räume 1 × täglich mit Desinfektionslösung putzen
- für jeden Raum ist die Desinfektionslösung frisch in der richtigen Konzentration zuzubereiten
- für die laufende Desinfektion von Gebrauchsmaterial bedeuten Reinigungs- und Desinfektionsmaschinen, z.B. Spülmaschinen für Labor- und Anaesthesie-Zubehör, effektivere Desinfektion und Entlastung des Personals
- die Desinfektion von Schlauchsystemen, Inhalations- und Beatmungsgeräten sollte in kurzfristigen Zeitabständen (Schläuche alle 8–10 Std, Geräte jeden dritten Tag in einer Desinfektionskammer) erfolgen
- besonders Wasserbehälter sind alle 8–10 Std zu desinfizieren und nur mit sterilem Aqua dest. aufzufüllen

Schlußdesinfektion
- für die Raumdesinfektion ist das Zimmer entsprechend vorzubereiten – alle Gegenstände sollen im Raum verbleiben
- Beatmungsgeräte sind in Funktion zu setzen

Tabelle 1. Chemische Desinfektionsmittel

Mittel	Vorteile	Nachteile
Phenole und Phenolderivate	breites Wirkungsspektrum gegen Bakterien	nicht sporozid, relativ toxisch
Halogene und Halogenverbindungen z. B. Chlor, Jod, Brom, Fluor	sehr wirksam gegen Bakterien	in höheren Konzentrationen korrodierend, unangenehmer Geruch
Quecksilber	ausgesprochen bakteriostatisch nur langsam bakterizid	sehr toxisch
Oxydationsmittel z. B. Wasserstoffsuperoxyd, Kalium permanganicum	maximale Wirkung gegen gramnegative Bakterien	wenig Wirkung gegen grampositive Bakterien
Alkohole	schnell wirkende Antiseptika	austrocknende Wirkung
Oberflächenaktive Substanzen besonders: quarternäre Ammoniumbasen	gute Wirksamkeit bei niedriger Konzentration, nicht toxisch, nicht irritierend geruchlos, leicht löslich, stabil, billig	nicht sporozid, werden durch organische Substanzen und hartes Wasser inaktiv

– alle Flächen und Gegenstände müssen durch das Desinfektionsmittel erreicht werden können
– Raumdesinfektion erfolgt durch geprüften Desinfektor
– dieser bestimmt, wie lange der Raum für die Einwirkung des Desinfektionsmittels geschlossen bleiben muß
– nach zeitgerechter Öffnung gründliche Lüftung des Raumes
– anschließend komplette Reinigung und Ausstattung für Neubelegung
– Keimarmut im Raum bis zur Neubelegung durch UV-Bestrahlung aufrecht halten
– Mehrbettzimmer sollten in regelmäßigen Zeitabständen frei gemacht und komplett desinfiziert werden
– auch Nebenräume sind in gewissen Zeitabständen zu desinfizieren
– wo sich keine komplette Raumdesinfektion durchführen läßt, ist wenigstens eine Sprühdesinfektion anzuwenden

Besonderheiten
Physikalische Desinfektionsmethoden:
– Kochen
– strömender Dampf
– UV-Bestrahlung
– Abflammen
– Ausglühen

Chemische Methoden (s. Tabelle 1, S. 20):
– die Raumdesinfektion erfolgt meist mit Formaldehyd und anschließender Neutralisation durch Ammoniak
– die Desinfektion im Aseptor erfolgt nach dem gleichen Prinzip
– es gibt aber auch andere wirksame Mittel, z. B. Incidin

Fehler und Gefahren
– falsche Methoden
– falsche Konzentration der Mittel
– ungenügende Einwirkungszeit
– Verhinderung der Einwirkung durch Barrieren, wie z. B. Gummi, Plastik
– nicht nach Zimmern getrennte und desinfizierbare Belüftungsanlagen sind eine stete Gefahr für Keimverschleppung
– allergische Reaktionen bei Patienten und Personal
– Rückstände von Desinfektionsmitteln bei ungenügender Spülung oder Lüftung können Schäden bewirken

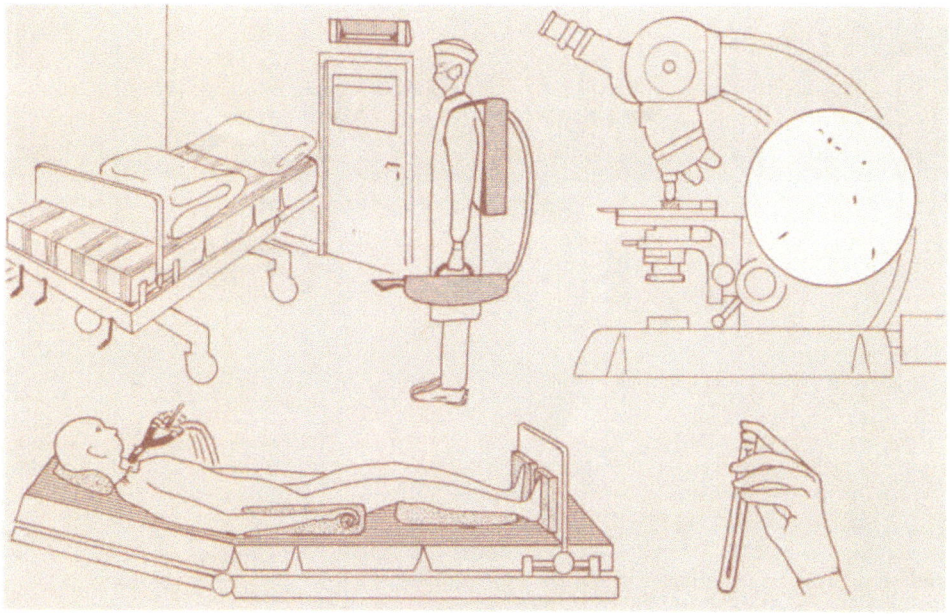

Abb. 10. Schlußdesinfektion des Patientenzimmers

Merke: Die Patientenzimmer sollen so oft wie möglich, Einzelzimmer jedesmal nach Freiwerden durch den Desinfektor desinfiziert werden. Es ist Pflicht des Pflegepersonals, die Zimmer für die vorgeschriebene Zeit geschlossen zu halten. Nach anschließender Herrichtung des Patientenzimmers soll die Keimarmut unter Zuhilfenahme eines UV-Strahlers erhalten bleiben. Die erforderliche Zeit für Desinfektion und Herrichtung des Raumes muß in bezug auf Neubelegung bedacht werden.

2.3. Sterilisation

Sinn
– Erzielung von Keimfreiheit durch Unschädlichmachung von Bakterien, Sporen, Pilzen, Viren

Organisation
Heißluftsterilisation = Einwirkung trockener Hitze
Dampfsterilisation = gespannter Dampf im Autoklaven
Gassterilisation = Einwirkung von Gas
Chemische Sterilisation = Einwirkung chemischer Substanzen

Durchführung
– vor jeder Sterilisation ist eine ausreichende Reinigung und Vorbereitung des Sterilisiergutes erforderlich
– stark verschmutzte Gegenstände sind deshalb sofort in eine Lösung abzuwerfen, die eine reinigende und desinfizierende Wirkung hat
– bezüglich der Vorreinigung von Gegenständen, die mit Blut oder Sekret behaftet sind, ist eine eiweißspaltende Wirkung der Lösung zu fordern
– zur Verhütung von Keimverschleppung und zum Infektionsschutz des Personals darf die mechanische Reinigung durch das Personal erst nach ausreichender Desinfektion erfolgen

Hygiene, Desinfektion und Sterilisation in der Intensivbehandlung

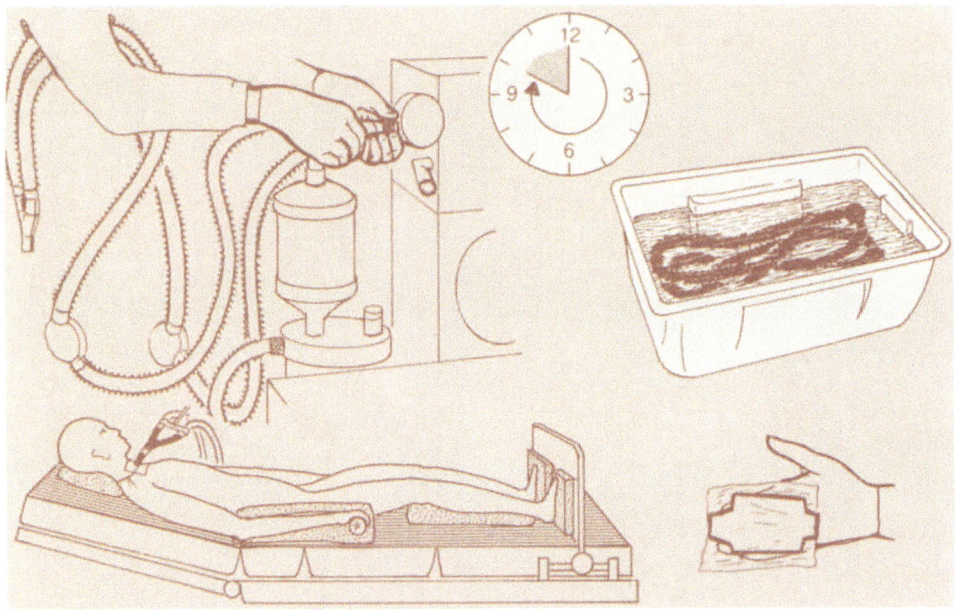

Abb. 11. Sterilisation von Beatmungsschläuchen

Merke: Bakterielle Untersuchungen haben eindeutig bewiesen, daß in Beatmungsschläuchen oder Schläuchen von Inhalatoren bereits nach 8–10stündigem Gebrauch eine starke Vermehrung der Bakterien vorhanden ist. Daher sollen diese Gegenstände nach Möglichkeit 8stündlich gegen sterile ausgewechselt werden.

- für die mechanische Reinigung empfehlen sich Wasch- und Spülautomaten
- diese gewährleisten in Verbindung mit entsprechenden Reinigungsmitteln eine gründliche Reinigung und Desinfektion
- für die Sterilisation von Beatmungs- oder anderen Geräten sind die jeweiligen Firmen-Anleitungen zu beachten

2.3.1. Heißluftsterilisation

- die Sterilisation mit trockener Hitze erfordert hohe Temperaturen (über 150°C)
- die Sterilisationsdauer ist von der Höhe der Temperatur abhängig:
  160°C = 45 min
  170°C = 18 min
  180°C = 7,5 min

- sie ist nur zuverlässig wirksam, wenn an allen Orten die für das Sterilisationsgut erforderliche Temperatur erreicht wird

Besonderheiten
- eignet sich nur für hitzebeständiges Material

Fehler und Gefahren
- zu kurze Zeiteinwirkung bei zu niedriger Temperatur
- Verbrennungen bei unvorsichtiger Handhabung

2.3.2. Dampfsterilisation

- die Sterilisation im Autoklaven erfolgt unter kontrollierten Bedingungen von Temperatur und Dampfdruck

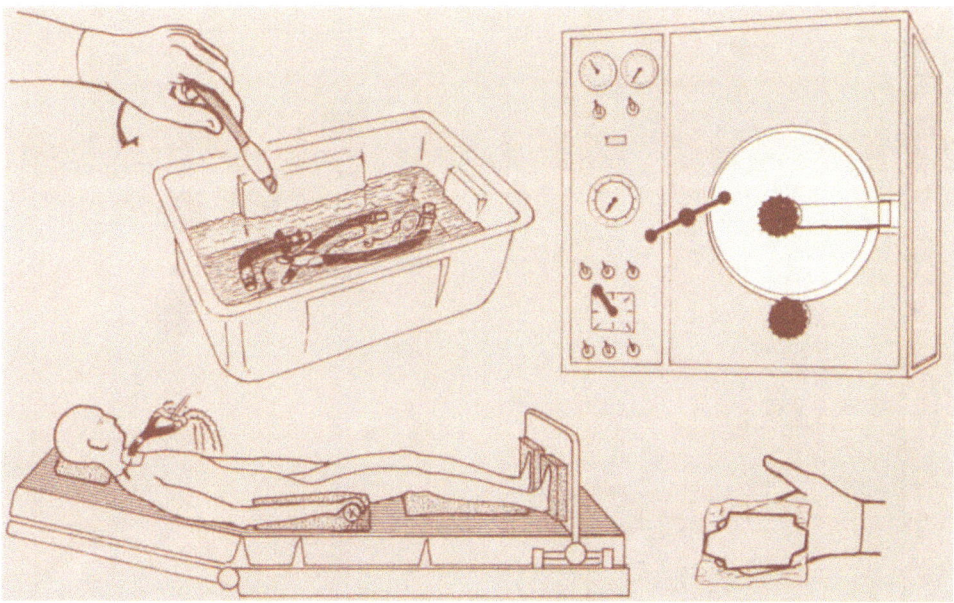

Abb. 12. Vorbereitung zur Sterilisation

Merke: Um eine effektive Sterilisation zu ermöglichen, müssen alle Gegenstände vorgereinigt werden. Insbesondere eiweißhaltige Verschmutzungen verhindern die ausreichende Einwirkung von desinfizierenden und sterilisierenden Mitteln, daher müssen Hilfskräfte, die evtl. für die Vorreinigung eingesetzt werden, ausreichend eingewiesen und überwacht werden.

- die Standardmethode ist eine Sterilisationsdauer von 20 min bei 124° C
- sogenannte Blitzautoklaven sterilisieren bei 134° C in 3–7 min
- die Dampfsterilisation ist die sicherste, billigste und schnellste Methode
- sie eignet sich für alle Materialien, die die notwendigen Temperaturen ohne Schädigung aushalten

Besonderheiten
- ein gewisser schnellerer Materialverschleiß ist in Anbetracht des billigen, rationellen und untoxischen Verfahrens in Kauf zu nehmen
- zur Anwendung sollten nur Autoklaven mit einer Nachtrockeneinrichtung kommen

- für die Materialverpackung steht außer den üblichen Metallbehältern heute spezielles Verpackungsmaterial zur Verfügung
- dieses erhält in geschlossenem Zustand die Sterilität über eine lange Zeitdauer

Fehler und Gefahren
- fehlerhafte Bedienung
- Öffnen, ehe der Dampfdruck abgesunken ist, kann zu Verbrennungen führen

2.3.3. Gassterilisation

- Sterilisation erfolgt mit einem nichtexplosiven, nichtbrennbaren Gasgemisch von Äthylenoxyd und Kohlendioxyd

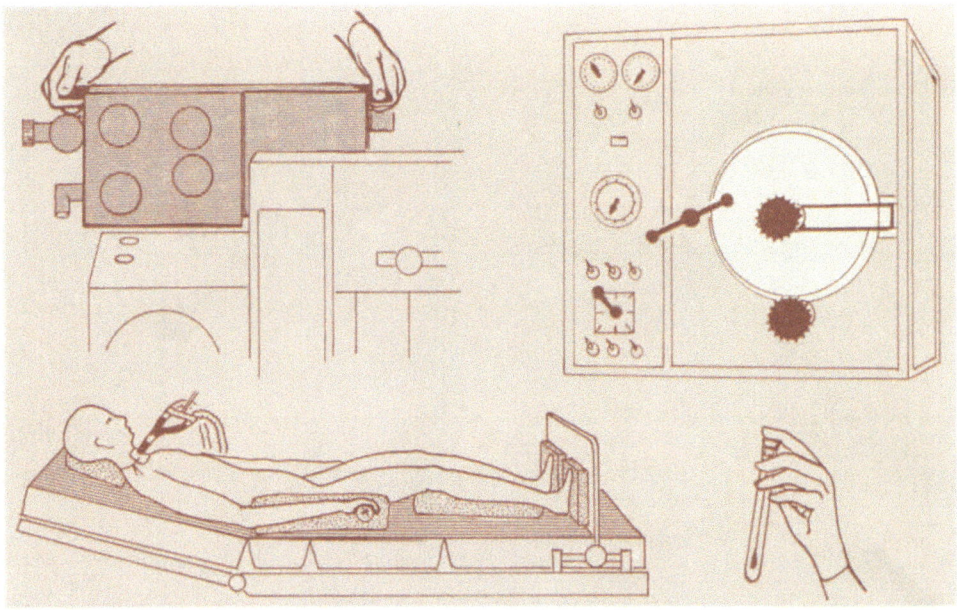

Abb. 13. Sterilisation von Geräten

Merke: Geräteteile sind Brutstätten für Bakterien, daher werden alle Geräteteile, die mit dem Patienten direkt in Kontakt kommen, jedesmal vor erneuter Anwendung sterilisiert. Eine sachgerechte, sorgsame Zusammensetzung der Geräte muß anschließend die einwandfreie Funktionstüchtigkeit garantieren. Hierfür trägt das Pflegepersonal die Mitverantwortung.

- Sterilisationsvorgang wird elektromagnetisch gesteuert
- Sterilisationseffekt ist abhängig von
  der relativen Luftfeuchtigkeit – sie soll über 65% liegen
  dem Gasdruck – der benötigte Gasdruck muß für die ganze Sterilisationszeit verfügbar bleiben
  der Temperatur – sie soll zwischen 50° C und 60° C liegen
- ein Druckmanometer zeigt durch eine spezielle Markierung, welcher Druck in der Gasflasche noch vor Beginn eines Sterilisationszyklus vorhanden sein muß
- die Gassterilisation ist ein schonendes Verfahren für thermolabile Güter
- für die Verpackung des Sterilisationsgutes stehen Plastikfolien zur Verfügung, die sich mit einem Schweißgerät verschließen lassen
- diese behindern nicht die Sterilisationseinwirkung und erhalten die Sterilität auf lange Dauer

Besonderheiten
- eine Temperaturerhöhung um 10° C bei gegebener Gaskonzentration verdreifacht die Sterilisationswirkung
- eine Temperaturerhöhung ohne zusätzliche Wasserzufuhr kann jedoch die benötigte Luftfeuchtigkeit unter den Grenzwert absinken lassen

Fehler und Gefahren
- Äthylenoxyd wird von einigen Materialien, speziell von PVC, selektiv absorbiert

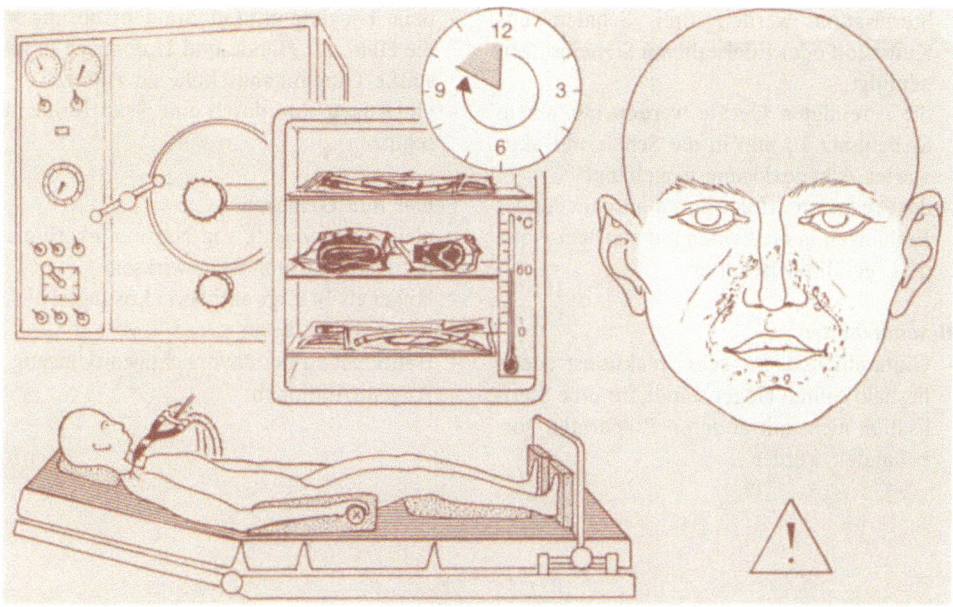

Abb. 14. Gefahren durch Sterilisationsmittel

Merke: Rückstände von Sterilisationsmitteln können beim Patienten im Falle unsachgemäßer Anwendung des sterilisierten Gutes schwere Schäden hervorrufen. Daher müssen die diesbezüglichen Vorschriften bei jedem einzelnen Mittel und Verfahren genauestens eingehalten werden.

- im Zusammenhang mit der Luftfeuchtigkeit bilden sich toxische Substanzen, die Entzündungen und Nekrosen verursachen
- mit Äthylenoxyd sterilisiertes Material darf deshalb erst nach ausreichender Lüftung und Lagerung wiederverwendet werden
- bei Zimmertemperatur sollte diese 5–7 Tage betragen
- durch Nachbehandlung in einem Trockenschrank mit einer Temperatur von 50°C – 60°C läßt sich die erforderliche Zeitspanne auf 8–12 Std reduzieren
- durch Lagerung in einem Vakuumgerät bei Zimmertemperatur läßt sich keine wesentliche Zeitreduzierung erreichen

2.3.4. Chemische Sterilisation

- neben dem Formaldehyd kommt Glutaraldehyd zur Anwendung
- eine 20%ige aktivierte Alhydexlösung hat die gleiche sporizide Wirksamkeit wie 8%-iges Formaldehyd, ist jedoch weniger toxisch und geruchsbelästigend
- Glutaraldehyd ist als eine saure, 2%ige, wäßrige Glutaraldehydlösung im Handel
- vor Verwendung wird die stabile Lösung durch Zusatz von Natriumbikarbonat alkalisiert und aktiviert
- die aktivierte Lösung ist nicht länger als 14 Tage voll wirksam
- das Datum der Aktivierung ist deshalb deutlich sichtbar an dem Behälter zu vermerken
- für die Durchführung der Glutaraldehyd-

Sterilisation werden drei Schalen aus Kunststoff oder Edelstahl mit Siebeinsätzen benötigt
- die gereinigten Geräte werden mit einem Siebeinsatz 10 min in die Schale mit aktivierter Alhydexlösung eingehängt
- das Abspülen erfolgt durch anschließendes Einhängen in die beiden mit sterilem Aqua dest. gefüllten Behälter

Besonderheiten
- Glutaraldehyd ist sehr reaktionsfreudig, deshalb sollten Gegenstände für eine Sterilisation nicht mit anderen Präparaten vorbehandelt werden
- beim Umgang mit Glutaraldehydlösung ist die Haut der Hände und Unterarme durch starke Gummihandschuhe zu schützen
- die Augen sind durch eine Schutzbrille zu schützen

Fehler und Gefahren
- nicht durch Zusatz von Natriumbikarbonat aktivierte Lösung ist unwirksam
- länger als 14 Tage aktivierte Lösung ist nicht mehr voll wirksam
- Hautschäden bei unvorsichtigem Umgang
- Augenirritationen

3. Mittel und Materialausstattung in der Intensivbehandlung

3.1. Mittel und Materialausstattung der Station

Sinn
- Gewährleistung eines ausreichenden Material- und Gerätedepots
- Gewährleistung eines rationellen Funktionsablaufes

Organisation
- ausreichende Materialzustellung durch Hol- und Bringedienst anfordern
- alle Gegenstände nach Artzugehörigkeit deponieren
- Aufbewahrung muß übersichtlich und leicht zugänglich sein
- notwendige Materialbestellung soll sofort erkennbar sein

Durchführung
Der für die Station benötigte Materialvorrat ist nach folgenden Gruppen in einem jeweils gleichen Raum, Regal oder Schrank zu deponieren:
- Arzneimittel
  Infusionen, Medikamente, Gifte
- Pflegemittel
  Waschmittel, Hautpflegemittel, Salben, Tinkturen, Kathetersets, Eisblasen, Wärmebeutel, Darmrohre, Nierenschalen, Steckbecken, Meßgefäße usw.
- Bettwäsche
  Wäsche, Moltex, Zellstoff, Lagerungshilfen
- Verbandsmaterial
  Kompressen, Tupfer, Binden, Pflaster
- Einmalmaterial
  Spritzen, Kanülen, Katheter, Sonden, Handschuhe usw.
- Steril-Gut
  Notbestecke, Verbandsets, steriles Ersatzmaterial usw.
- Dokumentationsmaterial
  Schreibmaterial, Überwachungsbogen, Formblätter, Bestellbücher, abgelegte Krankenblätter
- Nahrungsmittel
- Geräte mit Zubehör und Ersatzteilen

Besonderheiten

Arzneimittel:
- für spezielle Medikamente und Gifte sind die Aufbewahrungsvorschriften zu beachten
- Medikamente zur äußeren Anwendung sind von denen zur inneren Anwendung deutlich getrennt zu deponieren

Pflegemittel:
- die Aufbereitung benutzter Materialien sollte in einem von dem sauberen Material gesonderten Raum erfolgen

Gebrauchsmaterial:
- ausreichender, aber nicht unnötiger Materialbestand
- rechtzeitige Ersatzbestellung
- ökonomische Verwendung

Fehler und Gefahren
- Zeitverlust durch nicht sinngemäße Zuordnung
- Störung der Patientenversorgung durch fehlende Gebrauchsgüter
- Gefährdung der Patienten durch Verwechslung von Arzneimitteln durch ungenügende Trennung und Kennzeichnung

Mittel und Materialausstattung in der Intensivbehandlung

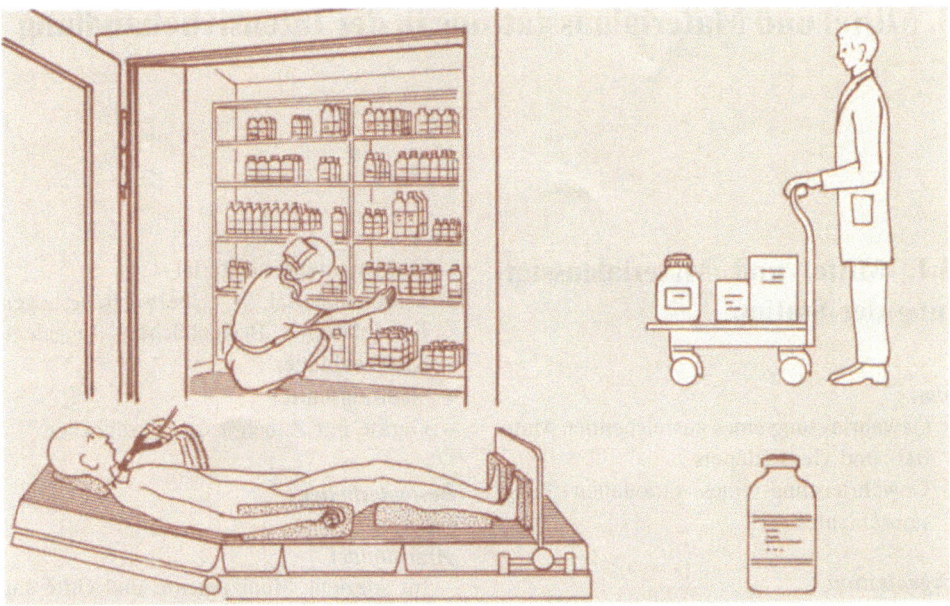

Abb. 15. Medikamentenreserve in der Intensivbehandlungsstation

Merke: Der Bedarf an Medikamenten und Infusionen ist in der Intensivtherapie besonders groß. Spezielle Bedürfnisse bei Notfällen verlangen die stete Vorratshaltung der erforderlichen Mittel in der Intensivtherapiestation. Es ist die Aufgabe des Pflegepersonals, dafür zu sorgen, daß die Auffüllung der Bestände der Sofortreserve und der Mittel der Behandlungspflege aus dem Stationsvorrat in das Patientenzimmer während der Übergabe des Patienten im Schichtdienst ohne Verzögerung erfolgen kann. Dies setzt eine umsichtige Bestellung und reibungslose Organisation des Hol- und Bringedienstes voraus.

3.2. Mittel und Materialausstattung einer Behandlungseinheit

Sinn
- rationelle Arbeitsweise und Vermeidung unnötiger Wege und Handgriffe
- unbehinderte Durchführung aller Maßnahmen am Patienten, besonders in Notsituationen
- hygienisch einwandfreie Arbeitsweise durch sinngemäße Zuordnung, die die Keimverschleppung verhindert

Organisation
- nach Zimmer-Desinfektion und Reinigung, komplette Ausstattung entsprechend der Ausstattungsliste durch die beauftragten Pflege- und Hilfkräfte
- alle Gegenstände entsprechend der angegebenen Zuordnung immer an der gleichen Stelle deponieren
- Anordnung soll notwendiges Materialauffüllen leicht erkennen lassen
- besonders Gebrauchsgegenstände für Notsituationen übersichtlich und leicht zugänglich anordnen
- Materialausstattung der Patienteneinheit ausreichend für eine Schicht, aber nicht wesentlich mehr

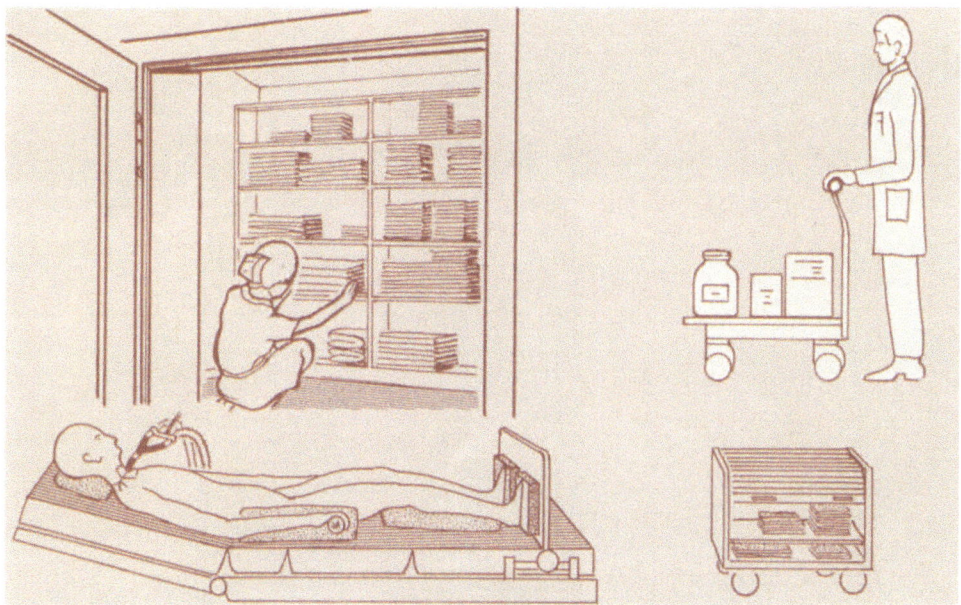

Abb. 16. Reserve an Pflegemitteln in der Intensivbehandlungsstation

Merke: Der Verbrauch an Einmalgeräten und -mitteln im Rahmen der Behandlungspflege ist sehr groß. Die Bevorratung der hierfür erforderlichen Materialien kann nicht unter den organisatorischen Gesichtspunkten einer Allgemeinstation erfolgen.

– bei Schichtablösung komplette Materialauffüllung für die nächste Schicht.

Hygiene
– bodenständige Geräte und Einrichtungsgegenstände möglichst fahrbar
– ca. 15–20 cm Bodenabstand für Geräte, Einrichtungsgegenstände, Kabel zur Gewährleistung unbehinderter Fußbodenreinigung
– strenge Trennung des Materials und der Arbeitsfläche für steriles Arbeiten und pflegerische oder anderwärtige Verrichtungen
– Betreten der Patientenräume nur mit einwandfreier Schutzbekleidung

Desinfektion
– während der Belegung eines Raumes mit Patienten stete laufende Desinfektion bezüglich der Gebrauchsgegenstände und Einrichtungsgegenstände
– bei Freiwerden eines Patientenzimmers Schlußdesinfektion mit anschließender gründlicher Reinigung und kompletter Herrichtung für eine Neubelegung
– bis zur Neubelegung Keimarmut durch UV-Bestrahlung

Sterilität
– Aufbewahrung sterilen Materials muß Erhaltung der Sterilität gewährleisten
– im Gebrauch befindliche Trommeln mit sterilem Material innerhalb der 12 Std-Grenze gegen neu sterilisierte austauschen

Material
Sofortreserve im Patientenzimmer
– Notbesteck enthaltend:

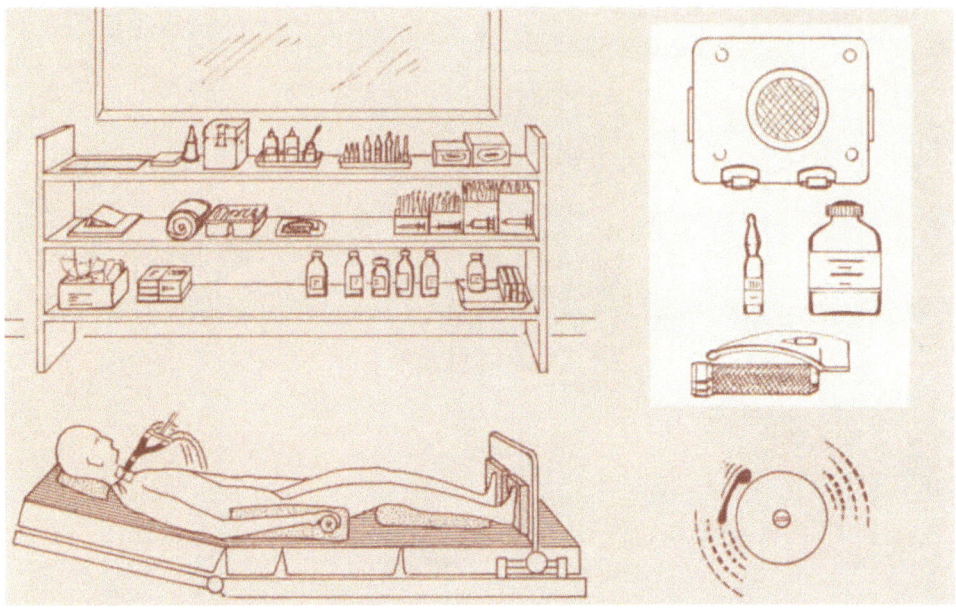

Abb. 17. Sofortreserve im Patientenzimmer

Merke: Die rationelle Arbeitsweise und die ständige Einsatzbereitschaft für Notfälle erfordert eine Minimalausstattung an Medikamenten, Infusionen und Instrumenten für den Notfall, die in unmittelbarer Nähe der einzelnen Patienten greifbar sein sollen. Um sterile Arbeitsweise zu ermöglichen, sollen diese Mittel klar geordnet und getrennt von den überwiegend pflegerischen Mitteln im Patientenzimmer untergebracht werden.

Laryngoskop
Magillzange
Tracheaspreizer
Magilltuben Gr. 28–36
1 Plastikführungsstab
Pneumothoraxnadel mit Fingerling (steril)
Kanüle für intrakardiale Injektion
Guedeltuben Gr. 2+3
1 Maske
1 Blockerspritze
1 Klemme
Xylocain-Gel
Pantocainspray
Trachealkanülen:
1 die gleiche Nr. der Kanüle des Patienten
1 Nr. größer und kleiner

– Medikamente
  Sedativa
  Barbiturate
  Muskelrelaxans
  Broncholytika
  Vitamine
  Antibiotika
  Notfallmedikamente
  Elektrolytkonzentrate

– Infusionen
  Lösungen für:
  parenterale Ernährung
  z.B. Lävulose, Glukose, Aminosäuren
  Wasser- und Elektrolytausgleich
  z.B. Halb- und Vollelektrolytlösungen
  Volumenersatz
  z.B. Macrodex

Mittel und Materialausstattung einer Behandlungseinheit

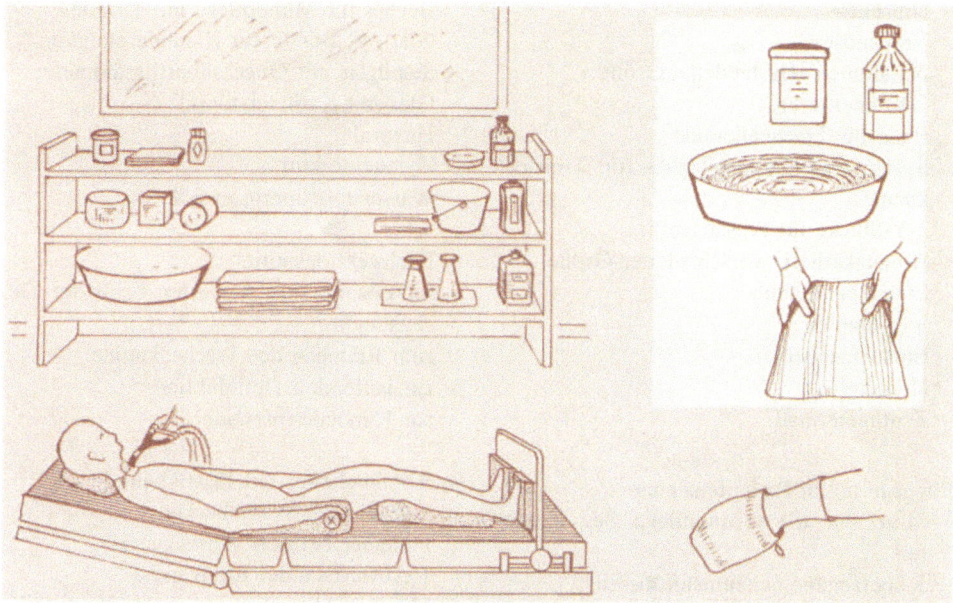

Abb. 18. Mittel der Behandlungspflege im Patientenzimmer

Merke: Hygienische Gesichtspunkte und rationelle Arbeitsweise verlangen eine klare Zuordnung von Materialien, die der unmittelbaren Durchführung der Behandlungspflege dienen, zu den einzelnen Intensivtherapiepatienten. Das Herantransportieren von einzelnen Mitteln und Materialien erst im Bedarfsfalle oder die Verwendung ein und derselben Gegenstände bei mehreren Patienten sollte in der Intensivbehandlung nicht vorkommen.

Entwässerungstherapie
z. B. Mannit, Sorbit
Säure-Basenausgleich
z. B. Natr. bic., Tham, Arginin-HCL

- Injektions- und Infusionszubehör
Spritzen a 20/10/5/2 ml
Kanülen Nr. 2/17
Braunülen
5 Transfusionsbestecke
3 Y-Stücke für Infusionen
2 Venendruckmeßsysteme
3 Infusionszuleitungen für Perfusor
evtl. Systeme für automatischen Tropfenregler

- Sterile Trommel mit:
Tupfer
Kompressen
Watteträger

- Tablett mit:
Alkohol
Dijozol
Standgläser für Pinzette, Schere, Tupfer
Ampullensägen
blaue Stöpsel mit und ohne Gummikappe
Hämostiletten
Aqua dest.   50 ml
NaCl   50 ml
Natr. citr. 50 ml
Vetren

Mittel und Materialausstattung in der Intensivbehandlung

- Hilfsmittel
  Verbandsets
  Nasaltuben verschiedener Größe
  2 Konnektoren
  Band für Trachealkanüle
  3 schwarze Gummistöpsel für Trachealkanüle
  2 Y-Stücke für Absauggerät
  Absaugkatheter verschiedener Größe
  Einmalhandschuhe
  3 O_2-Sonden
  Einmalurinbeutel
  Urimeter
  Zentimetermaß

Pflegemittel im Patientenzimmer
- Mittel für die Grundpflege des Patienten
  5 überzogene Schaumstoffkissen
  2 überzogene Handrollen
  2 Wärmflaschen
  4 Eisbeutel
  1 Waschschüssel
  Set für Nagelpflege
  kleiner Wäschevorrat (nur für eine Schicht)
  Hirudoid-Salbe
  Bepanthen-Salbe
  Nebacetin-Salbe
  Nebacetin-Puder
  Nebacetin siccum
  Pflaster in allen Größen
  Mullbinden
  Augenverbände
  Schlauchverbände
  Plastiküberzüge für Rektalthermofühler
  Watte
  Zemuko
  Zellstoff
  Benzin
  Alkohol
  Borwasser
  Franzbranntwein
  Nivea-Hautöl
  Paraffin-Öl
  Puder
  Zinkpaste bzw. Zinköl
  Einmalspatel
  Einmalhandtücher mit Abwurf
  Hand-Waschmittel/Hautcreme
  Handbürste

  Becher für Mundpflege mit Klemme
  Glas mit Bürste zur Kanülenreinigung
  Standglas mit Quecksilberthermometer
  Glas mit Katheterstöpsel
  Hexoral
  Myrrhentinktur
  Wasserstoffsuperoxyd 3%

- Desinfektionsmittel
  für Lösung zum Abwerfen benutzter Gegenstände
  zum Reinigen der Tracheakanüle
  zur laufenden Desinfektion
  zur Händedesinfektion

- Abfallbehälter mit Plastikbeutel
  1 großer am Waschbecken
  1 kleiner bei dem Absauggerät
  1 Abwurfständer für Wäsche
  1 kleiner Abwurfeimer für Desinfektionslösung

Geräte im Patientenzimmer
- Spezialbett mit Zubehör
- Antidekubitusmatratze mit Zubehör
- Beatmungsgerät mit Schläuchen und Ständer
- Rubenbeutel
- Absauggerät mit Y-Ansatz, Aqua dest.-Behälter und Sekretbehälter
- Überwachungsgerät mit Zubehör
  z. B. Sonde für Oesophagustemperaturmessung
  Sonde für rektale Temperaturmessung
  Sonde für Hauttemperaturmessung
  Atmungsgürtel
  peripherer Pulsabnehmer
  EKG-Kabel
  EKG-Schreibgerät mit Reservepapierrollen
- Infusionsständer mit Venendruck-Meßgerät
- Blutdruckmeßgerät mit Stethoskop
- Zentimetermaß
- Taschenlampe
- Reflexhammer
- Überzogene Klemmen, gekennzeichnet für:
  Infusionen

Kavakatheter
Trachealblockung
Magensonde
Blasenkatheter
- Halter für Konsiliarbogen
- Ablage für Blutdruckmanschette und Stethoskop
- Halter für Urinbeutel bzw. Drainagen usw.

Dokumentationsmaterial im Patientenzimmer
- Überwachungsbögen
- Spritzenplan
- Laborplan
- Bogen für besondere Vermerke
- Konsiliarbogen
- Laborscheine
- Giftbuch
- Notizblock
- Pflegeanweisungen
- Geräteanleitung
- Ablagemappen für Beobachtungsbogen und Sammelbefunde

Durchführung
- nach erfolgter Raumdesinfektion Betreten des Zimmers nur mit Schutzkleidung
- ausreichende Lüftung
- gründliche Raumreinigung
- Aufbereitung des Materials für die Sterilisation
- Reinigung, Wartung und Funktionskontrolle aller Geräte
- bei Notwendigkeit – technischen Dienst zuziehen

- Herrichten des Bettes
- komplette Raumausstattung nach vorgegebener Aufstellung
- nicht sofort wieder verfügbare, fehlende Gegenstände durch schriftlichen Aushang an der Zimmertür deutlich sichtbar vermerken
- sobald fehlende Gegenstände wieder verfügbar, sind sie in den Raum zu geben und auf dem Aushang zu streichen

Besonderheiten
- die mit ärztlichem und pflegerischem Sektor gemeinsam erstellte standardisierte Ausstattungsliste bedeutet für alle eine erhebliche Arbeitserleichterung
- die Ausstattung einer Patienteneinheit muß alles notwendige enthalten
- unnötiger Materialaufwand ist zu vermeiden
- Umfang und Zuordnung der Ausstattung möglichst in allen Zimmern gleich
- bei speziellen Erfordernissen entsprechend ergänzen
- Ausstattungsliste in allen Patientenzimmern für alle zugänglich deponieren

Fehler und Gefahren
- an falscher Stelle deponierte Gegenstände führen zu Zeitverlust, Nervosität und Störung eines geordneten Arbeitsablaufes
- fehlende oder nicht funktionierende Gegenstände können in Notsituationen Ursache für das Scheitern einer Behandlung sein.

4. Wichtige Anhaltspunkte für den Pflegedienst bei der Organisation der mittelbaren Patientenversorgung

4.1. Organisatorische Gesichtspunkte bei der Patientenaufnahme

Sinn
- sofortige Sicherstellung der erforderlichen Überwachung und Therapie

Organisation
Sofort bei Bekanntwerden einer Neuaufnahme
- Festlegung der Dienstregelung und Zuständigkeit der Pflegegruppe für den aufzunehmenden Patienten durch den Außendienst
- erfolgt die Übernahme des Patienten aus dem Operationsbereich, so wird er mit einem Bett der Intensivbehandlungsstation dort abgeholt
- bei Übernahme von einer anderen Station erfolgt die Umlagerung in das Bett der Intensivtherapiestation vor dem Zimmer, das für den Patienten vorgesehen ist
- für den Transport sind evtl. Notbestecke oder Geräte (O_2) mitzunehmen

Durchführung
Bei Bekanntwerden einer Neuaufnahme
- Patienteneinheit auf komplette Ausstattung überprüfen
- benötigte Geräte an Stromnetz bzw. Gasleitung anschließen
- Funktionskontrolle der Geräte vornehmen
- geordneten Transport und schonende Umlagerung gewährleisten mit Sicherstellung der notwendigen Überwachung
- bei Notwendigkeit kontinuierliche Beatmung sicherstellen
- im Zimmer sofort Anschluß an die erforderlichen Geräte (Überwachungsgerät, Beatmungsgerät)
- weitere Überwachung und Therapiedurchführung durch die für den Patienten verantwortliche Pflegekraft entsprechend der ärztlichen Anordnung
- sofort nach Abschluß der vorrangigen Therapiemaßnahmen für hygienisch einwandfreie Körperpflege des Patienten sorgen

Besonderheiten
- bei Übernahme des Patienten immer die Konzentration auf die Sicherheit des Patienten und die nächste notwendige Maßnahme richten
- nur systematisches Arbeiten, Ruhe und Konzentration ermöglichen eine rationale und sichere Durchführung aller notwendigen Maßnahmen
- persönliche Gegenstände sind Angehörigen des Patienten auszuhändigen
- falls dies nicht möglich ist, sind sie zu registrieren und deutlich gezeichnet zu deponieren
- Wertgegenstände sind in der Verwaltung gegen Quittung zu deponieren
- Personalien, Konfession des Patienten und Telefonnummer der nächsten Angehörigen sind sofort bei der Annahme zu registrieren
- je nach Wunsch des Patienten oder der Angehörigen sind die religiösen Bedürfnisse des Patienten zu erfüllen

Fehler und Gefahren
- unkonzentrierte und hastige Arbeitsweise gefährdet die Sicherheit des Patienten
- schlechte Vorbereitung der Umlagerung kann zum Herausziehen von Kathetern, Sonden, Kanülen usw. führen

4.2. Organisatorische Gesichtspunkte bei der Verlegung von Patienten

Sinn
- Gewährleistung eines dem jeweiligen Zustand des Patienten entsprechenden Transportes
- Überführung des Patienten in eine, seinem Krankheitszustand adäquatere Behandlung und Umgebung

Organisation
- für den Transport notwendige Notbestecke oder Geräte richten
- Festlegung der evtl. notwendigen Begleitpersonen
- Aufnahmestation rechtzeitig informieren

Durchführung
- Patienten über die Verlegung informieren und gut für den Transport vorbereiten
- persönliche Gegenstände bereitlegen
- Befunde und mitzugebende Unterlagen nach ärztlicher Anordnung richten
- Spritzenplan und Formulare für spezielle Anmerkung auf Vollständigkeit überprüfen und den mitzugebenden Unterlagen beifügen
- Patienten ausreichend vor schädlichen Temperatureinflüssen schützen
- alle für die Sicherheit des Patienten notwendigen Gegenstände für den Transport mitnehmen
- Transport schonend und dem Zustand des Patienten angepaßt mit entsprechender Begleitung durchführen
- bei Übergabe des Patienten umfassende Information an die den Patienten übernehmende Pflegekraft und Aushändigung der mitgeführten Unterlagen
- Verlassen des Patienten erst nach kompletter Übernahme durch die andere Station
- Information der Angehörigen über die stattgefundene Verlegung

Besonderheiten
- die begleitende Pflegekraft übernimmt die Verantwortung dafür, daß für den Transport mitgenommene Gegenstände wieder auf die eigene Station zurückkommen
- besondere Medikamente, Infusionen usw., die für die weitere Behandlung notwendig, aber auf der Aufnahmestation nicht vorrätig sind, sind dieser zur Verfügung zu stellen, bis eigene Beschaffung möglich ist
- bei einem motorisierten Krankentransport gelten die Ausführungen sinngemäß

Fehler und Gefahren
- jede Verlegung auf eine andere Station bedeutet für Patienten eine psychische Belastung, die nicht durch unpsychologische Umgangsformen verstärkt werden darf
- durch unsachgemäße Behandlung von Kanülen, Kathetern, Sonden, Infusionen, Drainagen usw. während des Transportes können dem Patienten Schäden zugefügt werden
- ungenügender Schutz vor Kälte oder Zugluft kann den Zustand des Patienten negativ beeinflussen

4.3. Organisatorische Gesichtspunkte der Besucherregelung in der Intensivbehandlung

Sinn
- Aufrechterhaltung des Kontaktes zwischen dem Patienten und seinen Angehörigen

Organisation
- Besuch bei Patienten in der Intensivbehandlung ist nur mit ärztlicher Erlaubnis gestattet
- bei tracheotomierten und beatmeten Patienten sollten Angehörige das Patientenzimmer nicht betreten
- bei Betreten der Patientenzimmer sind von den Angehörigen die Vorschriften bezüglich Schutzkleidung einzuhalten

Durchführung
- der Besuch sollte vorher zeitlich vereinbart sein
- der Patient ist auf den Besuch soweit als

möglich von der verantwortlichen Pflegekraft vorzubereiten
- falls der Zustand des Patienten es ermöglicht, ist die Kontaktaufnahme von der Pflegekraft zu unterstützen
- der Besuch soll kurz sein und darf den Patienten nicht belasten
- wenn eben möglich, soll den Angehörigen ein Gespräch mit dem Arzt vermittelt werden

Besonderheiten
- spezielle Auskünfte über Krankheitsverlauf und Zustand des Patienten sind nur vom Arzt zu erteilen
- Angehörige von Intensivtherapiepatienten sind meist in großer Angst und werden durch den ungewohnten Anblick erschreckt
- Pflegekräfte sollten den Angehörigen ein Gefühl des Vertrauens vermitteln, indem sie:

  geduldig und ruhig mit ihnen sprechen, telefonische Rückfragemöglichkeiten für bestimmte Tageszeiten als Information anbieten

  versuchen, etwas über die soziale, psychische und religiöse Situation des Patienten zu erfahren und ihr Verhalten darauf einstellen
- evtl. notwendige Toilettengegenstände von den Angehörigen erbitten und ihnen so das Gefühl vermitteln, etwas für den Patienten tun zu können

Fehler und Gefahren
- Besuch bei tracheotomierten und beatmeten Patienten bedeutet für diese wegen der Gefahr der Keimverschleppung eine zusätzliche Gefährdung
- auch für andere Patienten der Intensivbehandlung muß wegen der reduzierten Abwehrkraft jede unnötige Keimverschleppung vermieden werden

4.4. Maßnahmen beim Ableben eines Patienten

Sinn
- Achtung der Menschenwürde auch gegenüber einem Toten

Organisation
- Tod durch den Arzt feststellen lassen und zeitgerecht auf den Überwachungsbogen eintragen
- Benachrichtigung der Angehörigen veranlassen
- Abholen der Leiche für die vorgesehene Zeit veranlassen
- Desinfektion des Zimmers veranlassen

Durchführung
- ausreichende Schutzkleidung und Handschuhe anziehen
- Verstorbenen auf den Rücken lagern
- Kissen und Decken entfernen
- von Beschmutzung reinigen
- Blasen- und Darmausgang mit Zellstoff bedecken
- Wäsche abziehen und sofort in Plastikbehälter abwerfen
- künstliche Zähne wieder einsetzen und Unterkiefer hochbinden
- sämtliche Drains, Kanülen, Sonden usw. entfernen und sofort in Behälter abwerfen
- wiederverwendbare Gegenstände in Desinfektionslösung einlegen
- evtl. Wunden durch Klebeverbände schließen
- Verstorbenen mit einem sauberen Tuch zudecken
- nach Beendigung aller Arbeiten an der Leiche Handschuhe und Schutzkleidung abwerfen
- Hände und Arme gründlich waschen
- frische Schutzkleidung anlegen

Besonderheiten
- beim Besuch der Angehörigen Gesicht aufdecken
- persönliche Gegenstände den Angehörigen mitgeben

Vor Abholen der Leiche durch die Pathologie
- Fußzettel ausfüllen und mit einer Binde am Fuß befestigen
- folgende Scheine vom Arzt ausfüllen und unterschreiben lassen:
  a) Todesbescheinigung
  b) Ärztliches Zeugnis zur Ausstellung eines Leichenpasses
  c) Pathologieschein

Fehler und Gefahren
- Beim Abholen der Leiche durch den Transportdienst sind durch die verantwortlichen Pflegekräfte unbedingt zu vermeiden:
  menschenunwürdiger Umgang mit der Leiche
  schockierende Eindrücke für andere Patienten oder Besucher

4.5. Unterlagen für die Arbeitsplanung und Dokumentation in Patientenzimmern

4.5.1. Verordnungsblatt

Sinn
Gewährleistung der Sicherheit für den Patienten in Bezug auf:
- die Anordnungen durch den behandelnden Arzt
- die Ausführung durch die Pflegekräfte
- die korrekte Dienstübergabe beim Schichtwechsel

Organisation
Der Therapieplan wird
- vom Arzt täglich für jeden Patienten für den Zeitraum von 24 Std schriftlich erstellt (s. Tabelle 2 a u. 2 b, S. 38 u. 39)
- der für den Patienten verantwortlichen Pflegekraft persönlich übergeben
- von Arzt und Pflegekraft gemeinsam durchgesprochen bis alle Fragen geklärt sind

Durchführung
- die verantwortliche Pflegekraft darf den Therapieplan erst zur Durchführung übernehmen, wenn sie alles durchgelesen hat und keine Zweifelsfragen mehr bestehen
- die Ausführung der im Plan enthaltenen Anordnungen muß genau nach Angabe erfolgen
- jede einzelne Maßnahme ist nach Durchführung auf dem Plan abzuhaken und im Überwachungsbogen einzutragen
- bei der Dienstübergabe wird der Plan in allen Einzelheiten mit der Ablösung durchgesprochen
- dabei sind nochmals die durchgeführten und abgehakten Maßnahmen mit den Eintragungen im Überwachungsbogen zu vergleichen
- bei Empfang des neuen Therapieplanes wird der vorhergehende nochmals überprüft und nach Datum geordnet abgeheftet

Besonderheiten
- im Verordnungsblatt sollen keine Änderungen vorgenommen werden
- von den im Verordnungsblatt fixierten ärztlichen Anordnungen abweichende Anweisungen werden von dem zuständigen Arzt in das „Verordnungsblatt für Konsiliardienste und außerplanmäßige ärztliche Anordnungen" eingetragen
- bei Therapieänderungen sollte eine erklärende Begründung gegeben werden

Fehler und Gefahren
- Pflegekräfte dürfen keine Änderungen oder Eintragungen im Therapieplan vornehmen
- der Therapieplan kann fehlerhafte Therapieausführungen veranlassen durch:
  unleserliche Schrift
  mißverständliche Formulierungen
  unpräzise Zeit- und Dosierungsangaben

4.5.2. Verordnungsblatt für Konsiliardienste und außerplanmäßige ärztliche Anordnungen

Sinn
- Sicherheit für den Patienten
- Klarheit für die Pflegekraft

Wichtige Anhaltspunkte für den Pflegedienst

Tabelle 2a. Verordnungsblatt (Vorderseite)

Nr. ....

| für die Zeit | von .... Uhr .... Tag .... Monat .... Jahr |
| | bis .... Uhr .... Tag .... Monat .... Jahr |

Patient: Name: ....
Vorname: .... Geb. am: ....

Medikation:

Mittel	Dosierung	Zeitangabe	Applikationsweg

Beatmung: assistiert – kontrolliert

Gerät	AMV	davon	O$_2$-Zusatz	AF

Inhalationstherapie:

Gerät	Mittel	Dosierung	Zeitangabe

Krankengymnastik:

Maßnahme	Zeitangabe

- Vermeidung sich widersprechender Anordnungen
- Dokumentation wichtiger Vorkommnisse

Organisation
- alle Anordnungen durch Konsiliarärzte sind von diesen auf dem Konsiliarbogen (s. Tabelle 3, S. 40) schriftlich festzulegen
- die Ausführung durch die verantwortliche Pflegekraft erfolgt erst nach Zustimmung und Abzeichnung durch den Stationsarzt

Durchführung
- sofort zu Beginn der Behandlung wird ein Konsiliarbogen angelegt
- dieser wird fortlaufend geführt und bei Bedarf durch weitere Formularblätter ergänzt
- alle Konsiliarbögen werden zu der Krankengeschichte abgeheftet

Besonderheiten
- auch zwischenzeitliche Anordnungen, die nicht auf dem täglichen „Verordnungsblatt" vermerkt sind, werden von behandelnden Ärzten auf dem Konsiliarbogen eingetragen
- alle Anordnungen sollten eine kurze Begründung enthalten

Tabelle 2b. Verordnungsblatt (Rückseite)

Infusionstherapie:

	Infusionen	Zusätze (Elektrolyte in mval)	Dosierung
I			
II			
III			
IV			
V			
VI			
VII			
VIII			
IX			
X			
XI			
XII			

Überwachung:

Meßgröße	Zeitangabe

Neutralisierung der Magensäure:

Mittel	Tagesmenge in g	Einzelportion in ml	Zeitangabe

Ernährung: per os – per Sonde

Nahrung	Tagesmenge in g	Einzelportion in ml	Zeitangabe

Pflege/Behandlungspflege:

Maßnahme	Zeitangabe

Fehler und Gefahren
- Pflegekräfte dürfen keine schriftlichen Vermerke auf dem Konsiliarbogen vornehmen
- unleserliche Schrift kann zu falschen Schlüssen führen

4.5.3. Injektionsplan

Sinn
- stete Erinnerung an die zu verabfolgenden Injektionen
- optisch leicht erfaßbare zeitliche Festlegung und sinnvolle Verteilung aller Injektionen
- schnelle Information neuer Pflegekräfte
- Erleichterung der Übergabe bei Verlegung des Patienten

Organisation
- auf einem Vordruckformular werden nach Erhalt des ärztlichen „Verordnungsblattes" alle Medikamente, die als Standardtherapie über einen längeren Zeitraum gegeben werden, eingetragen
- der Plan wird deutlich sichtbar in der Nähe des Arbeitsplatzes für die Injektionsvorbereitung angebracht

Tabelle 3. Verordnungsblatt für Konsiliardienste und außerplanmäßige ärztliche Anordnungen

			Nr.:
Patient:	Name:		
	Vorname:		Geb. am:
Station:			

Datum	Uhrzeit	Beurteilung/Therapievorschlag	Unterschriften

Durchführung
- zeitliche Verteilung der Standardmedikation mit dem Arzt besprechen und festlegen
- alle Einzelverabfolgungen der verordneten Injektionen in der dem jeweiligen Medikament und der Zeit entsprechenden Rubrik eintragen
- bei Therapieänderungen entsprechende Änderungen des Planes vornehmen
- bei der Planerstellung ist eine sinnvolle zeitliche Verteilung der Einzelinjektionen vorzunehmen

Besonderheiten
- es empfiehlt sich, i. v. und i. m. Verabfolgung durch farbliche Unterscheidung im Plan und in der Registrierung deutlich zu machen
- die genaue Dosierung für jede Einzelinjektion muß aus dem Plan deutlich ersichtlich sein
- bei Verlegung des Patienten kann der Injektionsplan als erste Information an die den Patienten übernehmende Station gegeben werden

Fehler und Gefahren
- falsche Angaben bezüglich Dosierung und Verabfolgungsart können zu schweren Schäden führen

4.5.4. Laborplan

Sinn
Festlegung eines Standardprogrammes zur
- Gewährleistung zeitgerechter Untersuchungsergebnisse

Tabelle 4. Labor-Plan

Untersuchung	tgl.	2-tägig	wöchentl.	Labor
Blut:				
Urin:				
Magensaft:				
Trachealsekret:				
Drainagen-Flüssigkeit:				
Stuhl:				

- Vermeidung ständig sich wiederholender Einzelanordnungen

Organisation
- Erstellung eines Standardprogrammes erfolgt in gemeinsamer Absprache zwischen ärztlichem und pflegerischem Sektor und Labor
- nach schriftlicher Festlegung erhalten alle beteiligten Stellen ein Exemplar (s. Tabelle, S. 41)
- auf der Station sollte der Laborplan im Dienstzimmer der Ärzte und Pflegekräfte und in den Patientenzimmern aushängen
- die zeitgerechte Materialbereitstellung für die einzelnen Untersuchungen obliegt der für den Patienten verantwortlichen Pflegekraft

Durchführung
- Vorbereitung der Röhrchen für das Untersuchungsmaterial am Vortage der im Plan festgelegten Untersuchung
- gleichzeitig Ausfüllung der Begleitscheine
- Abnahme der Laborproben zeitgerecht am Untersuchungstage
- Zustellung des Untersuchungsmaterials mit den zugehörigen Begleitscheinen an die zuständigen Untersuchungsstellen

Besonderheiten
- einfache Routinearbeiten in der Vorbereitung können von Hilfskräften verrichtet werden
- zwischenzeitlich notwendige Sonderbestimmungen werden von der für den Patienten verantwortlichen Pflegekraft vorbereitet und weitergeleitet

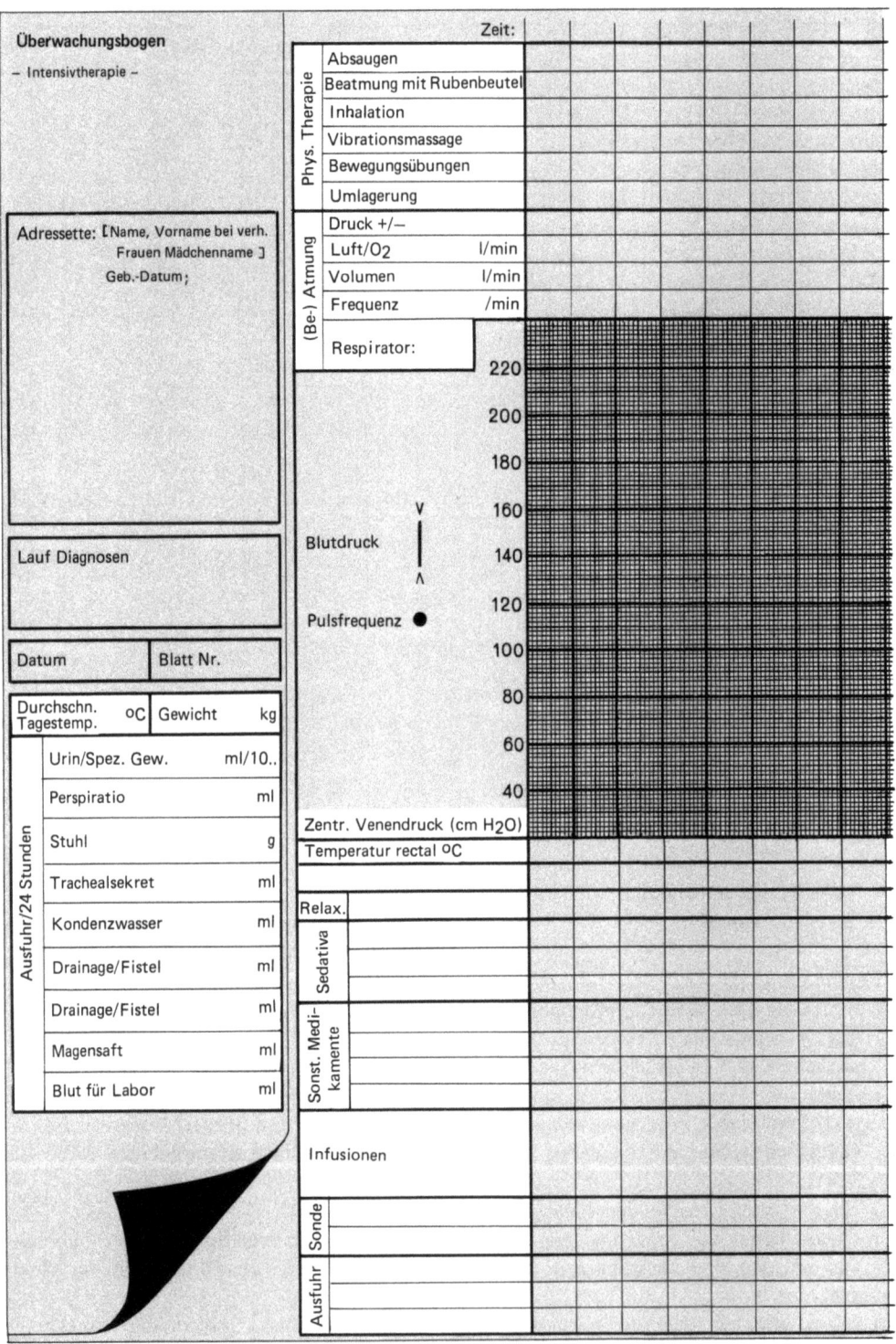

Abb. 19. Überwachungsbogen – Intensivtherapie

> **Merke:** Die schriftliche Dokumentation des gesamten Krankheits- und Therapieablaufes muß mit der erforderlichen Genauigkeit, insbesondere im Hinblick auf zeitliche Zusammenhänge erfolgen. Die Gefahr von plötzlich auftretenden, lebensbedrohlichen Änderungen des Krankheitszustandes ist bei Intensivtherapiepatienten sehr groß. Die stetige Anpassung der Therapie und ein zielgerechtes Handeln in Notfällen ist ohne einen sorgfältig geführten Überwachungsbogen nicht möglich. Es ist die Pflicht der einzelnen Pflegekraft, diese wichtige Unterlage für die Diagnose und Therapie bei den ihr anvertrauten Patienten mit der erforderlichen Sorgfalt zu führen.

- vor Materialabnahme und Verschickung genaue Kontrolle der Beschriftung
- bei Abnahme, Sortierung und Verschickung ist auf sauberste Handhabung mit Vermeidung von Schmierinfektionen zu achten
- es empfiehlt sich, die Vorbereitung und Abnahmetechnik mit Angabe der benötigten Mengen für die einzelnen Labortests in einem Plan schriftlich zu fixieren und dem Zeitplan beizufügen

Fehler und Gefahren
- falsche Abnahmetechnik verfälscht die Ergebnisse
- Verwechslungen ergeben für den betroffenen Patienten falsche Angaben und gefährden die Therapie

4.5.5. Überwachungsbogen

Sinn
- Erstellung einer genauen, optisch leicht einprägsamen Übersicht über den Krankheitsverlauf und alle diagnostischen, therapeutischen und pflegerischen Maßnahmen

Organisation
- die Führung des Beobachtungsbogens erfolgt durch die für den Patienten verantwortliche Pflegekraft
- jeder Bogen gilt für 12 Std
- erste Stunde eines Blattes ist immer 8^{00} oder 20^{00} Uhr
- die letzten Werte eines vollen Bogens werden als erste Werte auf den neuen Bogen übertragen
- alle Maßnahmen sind sofort nach Ausführung zeitgerecht in die richtige Rubrik einzutragen

Durchführung
- jeden neuen Bogen sofort mit den Personalien, dem Datum und der lfd. Nummer beschriften
- die Einzeleintragungen werden in den vorgesehenen Rubriken wie folgt vorgenommen:

Physikalische Therapie:
Absaugen
Beatmung mit Rubenbeutel
Inhalation
Vibrationsmassage
Bewegungsübungen
Umlagerung
- alle Eintragungen zeitgerecht mit X vornehmen
- Eintragung der Umlagerung mit Angabe der Position des Patienten, z. B. linke Seite

(Be)-Atmung
Druck $+/-$
Luft/O_2 1/min
Volumen 1/min
Frequenz /min
Respirator z. B. Engström
- Eintragung bei Beginn eines neuen Blattes und bei Änderungen
- erfolgt keine Änderung, genügt eine Eintragung pro Blatt
- Volumen 1/min und Frequenz /min entsprechend der verordneten Kontrolle exakt und zeitgerecht

Überwachung:
Blutdruck
Puls
Venendruck
Temperatur rektal
- Kontrollverordnungen zeitgerecht nach ärztlicher Anordnung eintragen
- Blutdruck mit blauer Farbe, Puls mit roter Farbe angeben
- Angaben über Venendruck in cm H_2O mit Ziffer
- Temperatur in °C angeben

Medikamente:
- in den angegebenen Spalten Name, Dosierung in mg und Art der Verabfolgung
- die zeitliche Verabfolgung wird mit ↓ zeitgerecht eingezeichnet
- bei Dosierungsänderungen muß entsprechender Vermerk erfolgen

Infusionen:
- nur mit der auf dem Therapieplan angegebenen Nummer eintragen
- Einlaufzeit durch eine durchlaufende rote Linie markieren
- Beginn und Ende der Einlaufzeit durch einen senkrechten Strich anzeigen

Magensonde:
- das Aufklemmen der Sonde zeitgerecht mit X
- Zufuhr in der Rubrik Sonde in ml
- Verlust in der Rubrik Ausfuhr in ml

Blasenkatheter:
- das Aufklemmen der Ableitung zeitgerecht mit X
- bei ärztlich angeordneter, genauer Kontrolle der Stundenausscheidung und des spezifischen Gewichtes erfolgen diese Eintragungen ebenfalls in dieser Rubrik

Zusätzliche Eintragungen erfolgen:
- im oberen Kreislaufüberwachungsteil für diagnostische und therapeutische Maßnahmen
- im unteren Kreislaufüberwachungsteil für pflegerische Maßnahmen

4.5.6. Bilanzabschnitt des Überwachungsbogens

Sinn
Bereitstellung notwendiger Berechnungsunterlagen für die tägliche Bilanzierung

Organisation
- Ausfüllung der Vorderseite des Bilanzabschnittes des Überwachungsbogens erfolgt zwischen 7^{00} und 8^{00} Uhr von der für den Patienten verantwortlichen Pflegekraft
- Aufklebung der Laborwerte auf der Rückseite des Bilanzabschnittes des Überwachungsbogens erfolgt nach Erhalt der Laborwerte von der für den Patienten verantwortlichen Pflegekraft
- der ausgefüllte Bilanzabschnitt des Überwachungsbogens mit den Laborwerten dient dem Arzt für die tägliche Bilanzierung

Durchführung
- Kontrolle der Richtigkeit der Blatt-Kennzeichnungen
- Errechnung der geforderten Werte und lesbare Eintragung in den entsprechenden Rubriken
- besondere Bemerkungen, die für die Erstellung der Bilanz wichtig sind (z.B. Schwitzen und Erbrechen usw.), unten zusätzlich vermerken
- das Original des ausgefüllten Bilanzabschnittes des Überwachungsbogens erhält der Arzt, er gibt es dann mit dem erstellten neuen Verordnungsblatt und den eingetroffenen Laborwerten an die Pflegekraft in das Patientenzimmer zurück
- Aufkleben aller Laborangaben des gleichen Datums auf der Rückseite des Bilanzabschnittes des Überwachungsbogens

Besonderheiten
- bei mehreren Befunden gleicher Art immer Uhrzeit eintragen und beim Aufkleben richtige Reihenfolge beachten
- wenn notwendig ein zweites Blatt benutzen, damit Übersichtlichkeit gewährleistet ist

Unterlagen für die Arbeitsplanung und Dokumentation

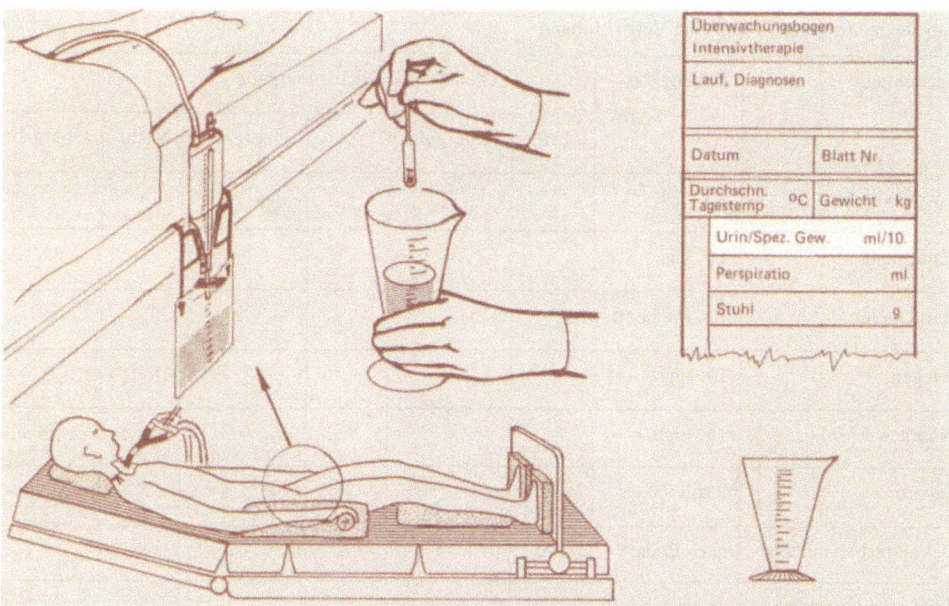

Abb. 20. Stoffwechselbilanzen in der Intensivtherapie

Merke: Bei Intensivtherapiepatienten müssen die meßbaren Stoffwechselgrößen ebenfalls überwacht werden. Eine schematische Durchführung der Infusionstherapie bringt die Gefahr der Über- oder Unterdosierung mit sich. Das Sammeln von Körperflüssigkeiten und die Bereitstellung von Proben zur Analyse muß mit der erforderlichen Sorgfalt vorgenommen werden. Ohne diese wichtigen Angaben kann der Arzt seinen Therapieplan nicht erstellen.

Fehler und Gefahren
- falsche Eintragungen führen zu falschen Bilanzergebnissen
- Verwechslungen von Laborwerten oder falsche zeitliche Reihenfolge führt zu falschen therapeutischen Anordnungen

4.5.7. Zeitplan für einzelne Verrichtungen

Sinn
- sinnvolle Verteilung der Tätigkeit auf die einzelnen Dienstzeiten (s. Tabelle 5a u. 5b, S. 46 u. 47)
- Erinnerungsstütze zur Gewährleistung der wirklichen Ausführung

- schnelle Information für neue Pflegekräfte
- Erleichterung der Dienstübergabe

Organisation
- alle aufgeführten Pflegemaßnahmen werden in der dafür angegebenen Zeit von der für den Patienten verantwortlichen Pflegekraft durchgeführt

Durchführung
- bei jeder Dienstübernahme Durchführung der im Plan für diese Zeit vermerkten Maßnahmen
- während der Dienstzeit Durchführung aller in dem Plan für die entsprechende Schichtzeit vermerkten Maßnahmen entsprechend

Wichtige Anhaltspunkte für den Pflegedienst

Tabelle 5a. Zeitplan für einzelne Verrichtungen

Verrichtung	Zeitangabe	Früh	Übergabe	Spät	Übergabe	Nacht	Übergabe
Körperwäsche	1× tägl.					X	
Hautpflege	1× tägl.						X
Hauteinölen	1× wöchentl.				X		
Wiegen	1× tägl.						X
Wäschewechsel	1× tägl.						X
Lagern	2 stdl	X		X		X	
Dekubitusbehandlung	nach Bedarf	X		X		X	
Kopf- und Haarpflege	zweiwöchentl.				X		
Augenpflege	1× tägl.	X					
Mund- und Kieferpflege	nach Bedarf	X		X		X	
Absaugen des Rachensekretes	nach Bedarf	X		X		X	
Nasenpflege	3× tägl.	X		X		X	
Ohrenpflege	1× tägl.	X					
Hand- und Fußpflege	zweiwöchentl.				X		
Endotracheales Absaugen	nach Anordnung	X		X		X	
Lungenblähung	nach jedem Absaugen	X		X		X	
AMV-Kontrolle	nach jedem Absaugen	X		X		X	
Thoraxvibration	2 stdl	X		X		X	

den Zeitangaben des Planes oder der Notwendigkeit

Besonderheiten
- nicht auf dem Pflegeplan angegebene Maßnahmen wie Hand- und Fußpflege, Haarwäsche usw. dürfen nicht vergessen werden
- die Durchführung besonderer Maßnahmen sollte möglichst während der ruhigsten Tageszeit (Spätdienst) erfolgen
- bei Notwendigkeit und bei wachen Patienten sind zeitliche Festlegungen unter Berücksichtigung der Bedürfnisse des Patienten abzuändern

Tabelle 5b. Zeitplan für einzelne Verrichtungen

Verrichtung	Zeitangabe	Dienst- und Dienstübergabe					
		Früh	Übergabe	Spät	Übergabe	Nacht	Übergabe
Seitenlagerung mit dem Bett	nach Anordnung	X		X		X	
Reinigung der Trachealkanüle	3× tägl.		X		X		X
Verbandswechsel am Tracheostoma	3× tägl.		X		X		X
Verbandswechsel am Kava-Katheter	1× tägl.			X			
Trachealabstrich	1× wöchentl.	X					
Infusions- und Nahrungssysteme erneuern	3× tägl.		X		X		X
Beatmungs- und Intubationsschläuche wechseln	3× tägl.		X		X		X
Blasenkatheter öffnen	2 stdl	X		X		X	
EKG-Schreiben	zweitäglich			X			
Thorax-Röntgen	zweitäglich	X					
Bestände beim Patienten auffüllen	3× tägl.		X		X		X
Ein- und Ausfuhrbilanz	1× tägl.	X					
Standgläser erneuern	2× tägl.			X			X
Blutentnahme für Labor	1× tägl.	X					
Befunde einkleben	1× tägl.			X			
Zimmer reinigen	2× tägl.	X		X			
Bodendesinfektion	2× tägl.	X		X			
Bakterienkontrolle im Patientenzimmer	vierwöchentl.	X					

Fehler und Gefahren
- nicht zeitgerechte Durchführung stört den Funktionsablauf
- vernachlässigte oder nicht erfolgte Durchführung notwendiger Maßnahmen gefährdet die Gesamtbehandlung des Patienten

4.5.8. Blatt für besondere patientenbezogene Vermerke

Sinn
- schnelle Information
- Vermeidung zeitraubender Rückfragen
- Ermöglichung schneller Benachrichtigung der Angehörigen (s. Tabelle 6, S. 48)

Wichtige Anhaltspunkte für den Pflegedienst

Tabelle 6. Blatt für besondere patientenbezogene Vermerke

Patient: Name: ....
Vorname: .... Geb. am: ....
Adresse: ....

Konfession: ....
Kranken-Ölung: ....
Persönliche Gegenstände bei der Aufnahme:

An Angehörigen abgegeben am: ....
Name des Angehörigen: ....

Nächste Angehörige:
Name: ....
Vorname: ....
Adresse: ....

Telefon-Nummer: ....

Sonstige Vermerke:

Organisation
- bei Neuaufnahme eines Patienten Eintragung der speziellen Anmerkungen in die vorgegebenen Rubriken durch die für den Patienten verantwortliche Pflegekraft
- sichtbare Anbringung in Patientennähe
- ergänzende Eintragungen im Laufe der Behandlung durch die verantwortliche Pflegekraft

Durchführung
- die Angaben zur Person des Patienten sind genau und gut lesbar einzutragen

Fehler und Gefahren
- fehlerhafte und unleserliche Eintragungen führen zu falschen Schlüssen
- Angehörige können dadurch evtl. zu spät verständigt werden

Intensivpflege

5. Das Intensivtherapiebett

5.1. Bereitstellung und Bedienung des Intensivtherapiebettes

Sinn
- Komfort für den Patienten
- Erleichterung der Pflege
- Erleichterung der Diagnostik und Therapie

Organisation
- Bereitstellung von Spezialbetten
- sachgemäße Bedienung durch das Personal
- Standardisierung der Herrichtung

Hygiene
- vor und nach Herrichtung Hände waschen
- täglich mindestens 1 × kompletter Wäschewechsel
- weiterer Wäschewechsel nach Notwendigkeit
- grobe Verschmutzungen durch Unterlegen von Moltex, Zellstoff usw. verhüten
- Abwurf von Wäsche, Moltex usw. nicht auf den Boden, sondern sofort in die dafür bestimmten Behälter
- Bett soll von allen Seiten zugänglich sein, damit hygienische Arbeitsweise möglich ist
- Auffangbehälter und Zubehör für Ausscheidungen aus dem Magen-Darm- und Harntrakt sind möglichst unten am Fußende anzubringen
- bezüglich des Bettes und der näheren Umgebung ist auf äußerste Sauberkeit zu achten

Desinfektion
- Bettgestell täglich mit Desinfektionslösung abwaschen
- vor Neubelegung ganzes Bett mit Zubehör desinfizieren
- Matratzenüberzug bei Verschmutzung in die Wäsche geben

Sterilität
- entfällt

Material
- Bettgestell mit Zubehör
- Antidekubitusmatratze mit Motor
- großes Leintuch
- breite Unterlage
- kleines Gummituch
- Unterlage
- Moltex
- Lagerungskissen
- Kissenbezüge

Durchführung
- prüfen, ob in Thoraxhöhe eine harte Matratzenunterlage eine effektive Herzmassage ermöglicht
- bei Notwendigkeit ein Herzbrett unter die Matratze legen
- Schaumgummimatratze auflegen
- und mit dem Motor verbinden
- Motor ans Stromnetz anschließen
- Bettuch über die ganze Matratze ausbreiten
- Bettuch oben und an den Seiten fest einspannen
- unten so einspannen, daß die Schlauchverbindung der Antidekubitusmatratze sichtbar bleibt
- breite Unterlage in ganzer Breite seitlich einspannen, soll von der Schulter bis zur Kniegegend reichen
- kleines Gummituch in Gesäßgegend auflegen
- Gummituch soll seitlich mit dem Matratzenrand abschließen und nicht eingespannt werden
- Unterlage so zusammenfalten und auf das

Intensivtherapiebett

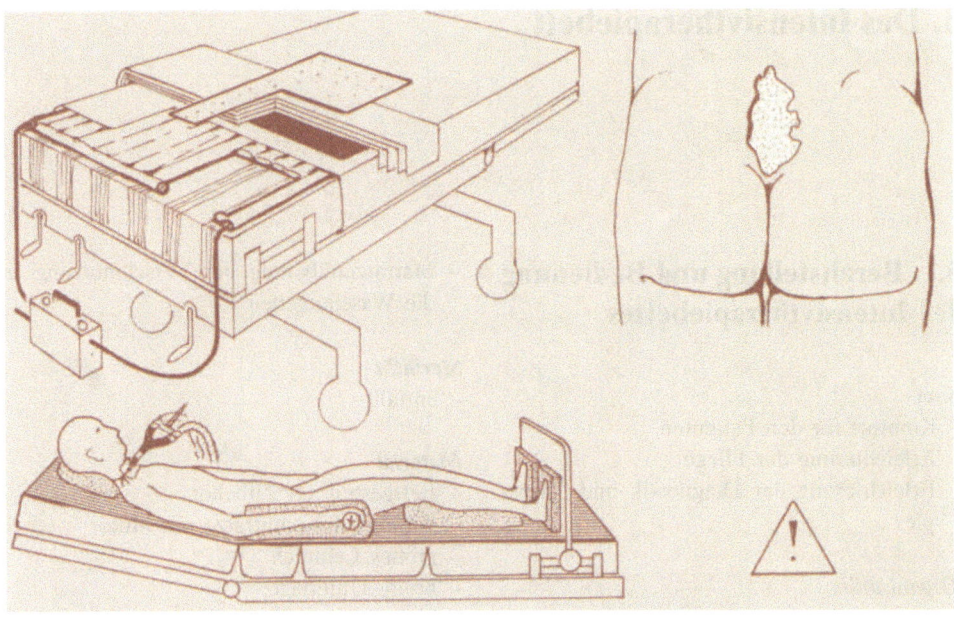

Abb. 21. Herrichtung des Bettes für Intensivtherapiepatienten

Merke: Keine der auf dem Markt befindlichen Betten kann denjenigen Anforderungen gerecht werden, die unter den Gesichtspunkten der Langzeitbehandlung von relaxierten und beatmeten Patienten gestellt werden müssen. Dekubitusprophylaxe und Maßnahmen der Behandlungspflege erfordern einen schichtweisen sinnvollen Aufbau des Patientenbettes.

Gummituch legen, daß dieses an allen Seiten knapp überdeckt ist (4 Stofflagen)
- auf dieses sogenannte Transporttuch in der Mitte in Längsrichtung ein Moltex auflegen
- Lagerungskissen beziehen und ins Bett legen

Besonderheiten
- das Bett soll folgende Verstellungsmöglichkeiten bieten:
  Trendelenburglagerung
  Anti-Trendelenburglagerung
  links-seitige Kipplagerung
  rechts-seitige Kipplagerung
  getrennte Kopftieflagerung
  Cardiac-Lage
  Höhenverstellbarkeit
- die Verstellung soll durch Hand- und Elektrobetrieb möglich sein
- harte, nicht federnde Matratzenunterlage in Thoraxhöhe
- allseitige Zugänglichkeit
- verschiebbare Fußstütze
- seitliche Spannschienen
- Zubehörteile für Seitenlagerung
- Röntgen-Kassettenhalterung unter dem Thoraxteil
- Röntgen- und Durchleuchtungsmöglichkeiten
- Luftfüllung der Antidekubitusmatratze soll bis zum Fußende reichen
- Transporttuch und Moltex soll nur vom Kreuz bis zu den Oberschenkeln reichen
- das lose Gummituch unter dem Transport-

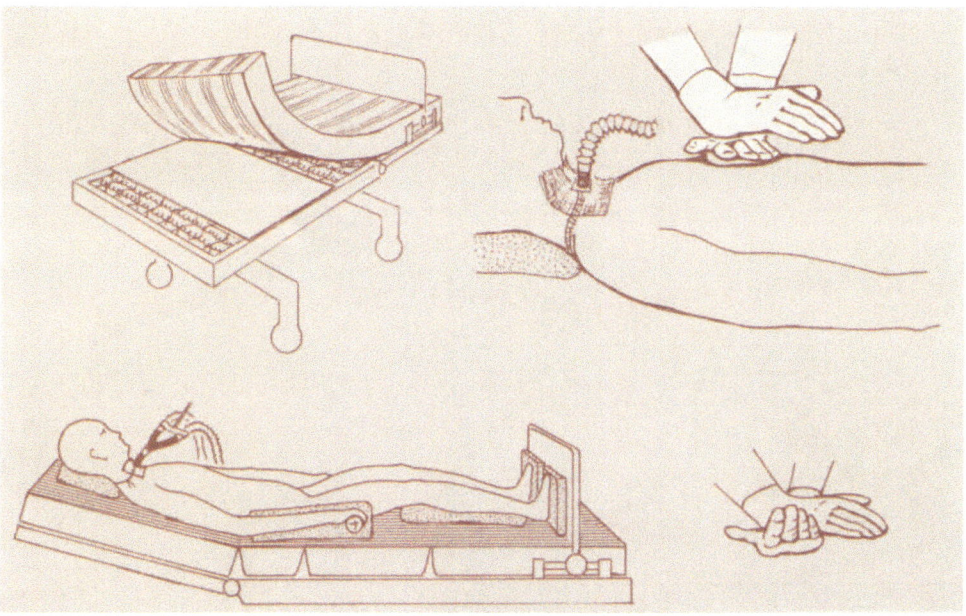

Abb. 22. Herrichtung des Bettes für die Wiederbelebung von Herz und Kreislauf

Merke: Eine effektive extrathorakale Herzkompression kann im Bett nur dann gewährleistet werden, wenn die Unterlage unter dem Patienten nicht federt. Bei Betten, die nicht unter diesen Gesichtspunkten konstruiert sind, muß ein sogenanntes Herzbrett, das groß genug ist und auf dem Rahmen des Bettes aufliegt, zusätzlich angebracht werden.

tuch ermöglicht durch die Gleitfähigkeit schonende und kraftsparende seitliche Lageveränderung des Gesäßes durch eine Pflegeperson
Auswechslung bei Verschmutzung durch eine Pflegeperson
schonendes Höherziehen des ganzen Körpers in Kopfrichtung durch zwei Pflegepersonen
– die Lagerungskissen sollen luftdurchlässig und gut modellierbar sein
– als Füllung empfiehlt sich Hirsespreu

Fehler und Gefahren
– bei nicht genügend fester Matratzenunterlage in Thoraxhöhe bleibt eine Herzmassage uneffektiv
– wasserdichte Stoffe ohne mehrfache poröse Stoffauflage behindern die Hautatmung und führen zu Wärme- und Feuchtigkeitsstau
– mit der Unterseite nach oben liegende oder nicht angeschlossene Antidekubitusmatratze ist schlechter als gar keine
– Falten und Nähte führen zu Druckstellen
– Kissenhüllen nicht mit Nadeln oder Heftpflaster schließen
– ungenügende Verbindung von Beatmungsschläuchen, Sonden, Katheter und Infusionsleitungen können bei unvorsichtiger Veränderung der Einstellung zu Komplikationen führen
– nicht dem Krankheitszustand angepaßte Betteinstellung kann zu schädlichem Druckabfall oder Druckanstieg in bestimmten Kreislaufabschnitten führen
– nicht adäquate Betteinstellung verfälscht

Intensivtherapiebett

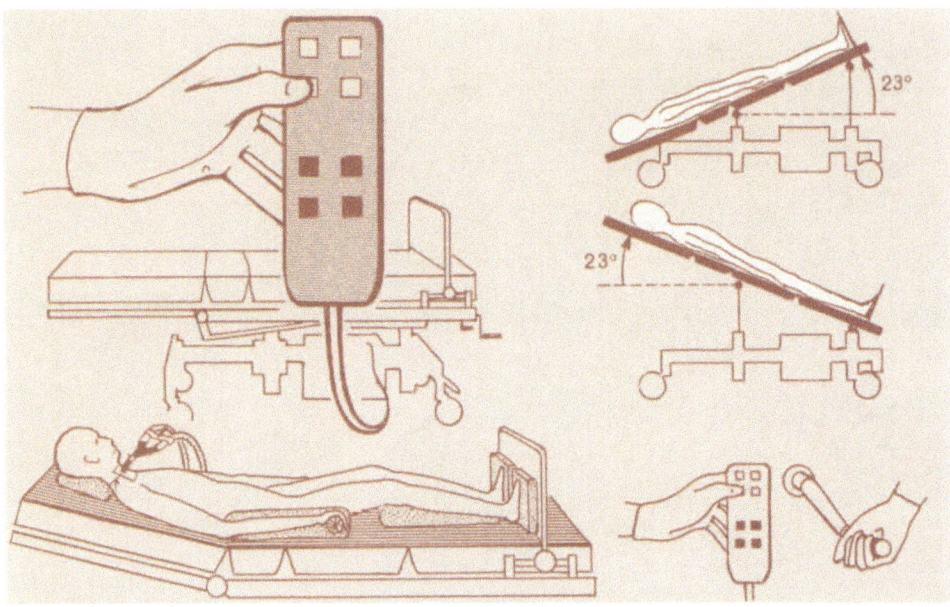

Abb. 23. Kopf-Tief- und -Hochlagerung des Patienten in der Intensivtherapie

Merke: Ebenso wie im Operationssaal muß auch in der Intensivtherapie die Möglichkeit gegeben sein, ohne großen Aufwand und ohne Zeitverzögerung im Bedarfsfalle den Patienten in Trendelenburgsche oder Antitrendelenburgsche Lagerung zu bringen. Aus diesen Gründen sollen in der Intensivbehandlungsstation nur solche Betten verwendet werden, die diesen Anforderungen entsprechen.

die Meßergebnisse von Kreislaufparametern (ZVD)
– falsche Höheneinstellung erschwert pflegerische, diagnostische und therapeutische Verrichtungen

5.2. Auswechseln des Transporttuches

Sinn
– Reinigung und Pflege
– Dekubitusprophylaxe

Organisation
– das Auswechseln des Transporttuches erfolgt sofort nach jeder Verschmutzung durch die für den Patienten verantwortliche Pflegekraft
– vor Beginn benötigtes Material auf fahrbarem Wagen für bequeme und hygienische Arbeitsweise richten
– Abwurfbehälter in Bettnähe plazieren

Hygiene
– allgemeine Hygieneregeln beachten
– Durchführung mit Einmalhandschuhen
– Schmutzwäsche und Moltex sofort richtig abwerfen

Desinfektion
– bezüglich benutzter Flächen und des benutzten Gummis sind die Regeln der Desinfektion zu beachten

Auswechseln des Transporttuches

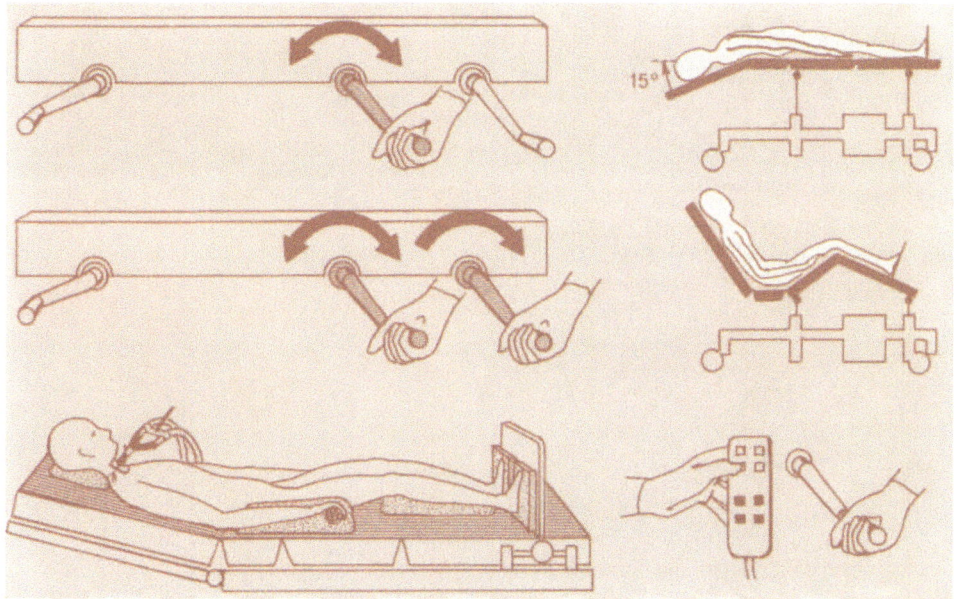

Abb. 24. Speziallagerung des Patienten in der Intensivtherapie

Merke: Sowohl bei operierten sowie traumatisierten Patienten als auch bei Patienten mit internistischen Erkrankungen muß oft der Oberkörper hochgelagert werden. Therapeutische Eingriffe können ebenso die Tieflagerung des Oberkörpers verlangen. Die Lösung derartiger Probleme mit Hilfe von Kissen bringt eine zusätzliche Gefährdung eines beatmeten Patienten mit sich. Diese Positionen sollten deshalb durch Verstellung des Bettes in der Intensivbehandlungsstation möglich sein.

Sterilität
– entfällt

Material
– fahrbare Wagen
– Waschschüssel
– Wasser
– Waschlappen
– Waschmittel
– Handtuch
– Einmalhandschuhe
– Zellstoff
– frische Gummiunterlage
– Unterlage
– Moltex
– Abwurfbehälter für Schmutz und Wäsche

Durchführung
– Hände waschen
– frisches Transporttuch wie folgt vorbereiten:
  Gummi auf sauberer Fläche ausbreiten
  Unterlage so zusammenlegen und auf die Gummiunterlage auflegen, daß dieses an allen Rändern von Stoff knapp überdeckt ist
  in der Mitte Moltex in Längsrichtung auflegen
  alle Lagen so zusammenrollen, daß die Außenseite Gummi ist
  zusammengerolltes Transporttuch in greifbare Nähe legen
– Handschuhe anziehen
– Blasenkatheter vor Verschmutzung schützen

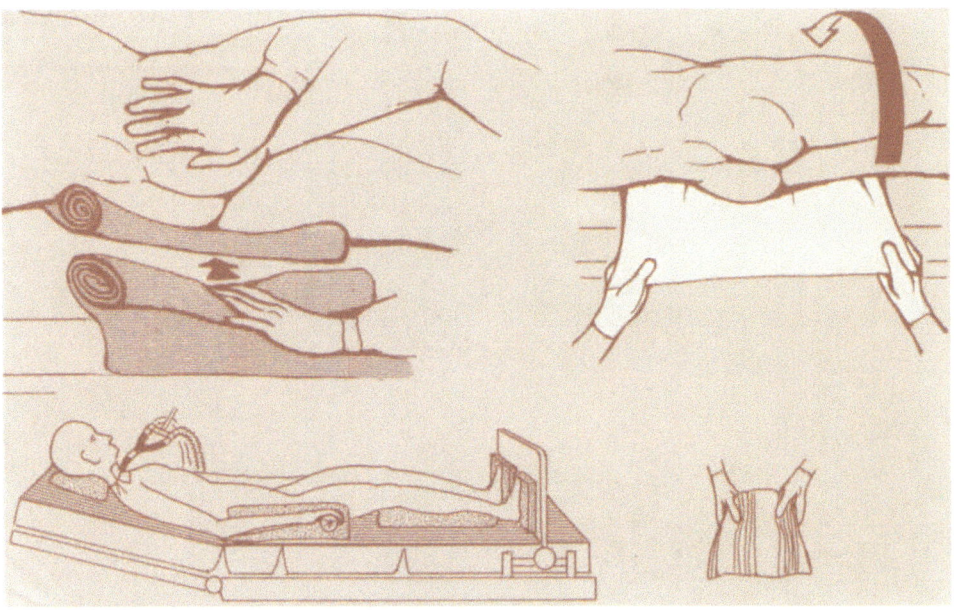

Abb. 25. Auswechseln des Transporttuches

Merke: Die Anwendung des Transporttuches erleichtert wesentlich das Bewegen des Intensivtherapiepatienten und schont somit die Kräfte des Pflegepersonals. Es muß jedoch bei jeder Verschmutzung gewechselt werden. Dies kann bei sachgerechten Handgriffen leicht und präzise durch eine Pflegekraft erfolgen.

- Scham und Gesäßgegend des Patienten von vorn nach hinten reinigen, waschen und trocknen
- mit einer Hand halbe Gesäßdrehung vornehmen
- mit der anderen Hand alte Unterlage bis zur Mitte zusammenrollen
- Verschmutzung vermeiden
- freie Gesäßhälfte reinigen, waschen und trocknen
- neues Transporttuch von der Bettkante her bis zur Mitte ausrollen
- Gesäßhälfte zurückgleiten lassen
- von der anderen Bettseite Gesäß anheben
- altes Transporttuch von der Bettmitte her zur Bettseite ganz herausrollen und abwerfen
- Gesäßhälfte reinigen, waschen und trocknen
- frisches Transporttuch von der Bettmitte her durchziehen und ganz zur Bettkante ausrollen
- Gesäßhälfte zurückgleiten lassen
- Patienten richtig lagern und Schamgegend abdecken
- Handschuhe abwerfen
- Hände waschen
- Material wegräumen
- Waschschüssel und Ablagefläche mit Desinfektionslösung abwaschen
- benutztes Gummituch in Desinfektionslösung einlegen

Besonderheiten
- wenn das Transporttuch in seiner Breite nur vom Kreuz bis zu den Oberschenkeln geht, kann es ohne besondere Schwierigkeiten

durch eine Pflegekraft alleine ausgewechselt werden
- das Transporttuch soll nicht seitlich eingesteckt werden
- bei wachen und sich bewegenden Patienten verliert das Transporttuch seinen Sinn
- es ist dann durch eine normale seitlich eingesteckte Unterlage zu ersetzen

Fehler und Gefahren
- bei zu breitem Transporttuch ist der Wechsel durch eine Pflegekraft sehr erschwert oder gar unmöglich
- nicht mit Stoff bedeckte Gummiteile behindern für aufliegende Hautpartien den Luftzutritt
- zu dünne Stofflagen zwischen Gummi und Haut behindern die Hautatmung und begünstigen Feuchtigkeits- und Wärmestau
- vernachlässigte Reinigung und nicht zeitgerechter Wechsel begünstigt Dekubitusentstehung

6. Grundpflege bei Intensivtherapiepatienten

6.1. Hautpflege und Dekubitusbehandlung

6.1.1. Körperwäsche und Hautpflege

Sinn
- Reinigung
- Hautpflege
- Anregung der Zirkulation
- Gewährleistung der Hautatmung

Organisation
- mindestens 1 × in 24 Std eine Ganzwäsche und weitere Waschungen nach Notwendigkeit
- Durchführung durch die für den Patienten zuständige Pflegekraft
- bei relaxierten, sedierten Patienten normalerweise vom Nachtdienst kurz vor dem Dienstbeginn der nächsten Schicht
- ist die Arbeitsbelastung in dieser Zeit zu groß, so ist sie nach Absprache auf andere Zeiten, z.B. in den Spätdienst zu verlegen
- ist das Bewußtsein der Patienten nicht wesentlich eingeschränkt, diesen nicht im Schlaf stören
- zeitliche Festlegung unter Berücksichtigung des Allgemeinzustandes des Patienten mit den Pflegepersonen der einzelnen Schichten vereinbaren
- vor Beginn alle benötigten Materialien auf einem fahrbaren Wagen für bequeme Arbeitsweise sinnvoll anordnen
- Plazierung des Wagens soll ungehinderte rationale Arbeitsweise ermöglichen
- fahrbaren Wagen oder Stuhl (mit Lehne nach außen) dicht an das Fußende des Bettes stellen zum Ablegen der Lagerungskissen
- Behälter für Wäsche und Schmutzabwurf in erreichbarer Nähe plazieren

Hygiene
- vor Beginn und nach Beendigung eigene Hände gründlich waschen
- nur frische Waschlappen und Handtücher benutzen
- diese nach Benutzung sofort in Wäscheständer abwerfen
- Reinigung grober Verschmutzung und Waschen der Scham- und Gesäßgegend nur mit Handschuhen
- Zellstoff, Moltex, Handschuhe, benutzte Wäsche usw. immer sofort in entsprechende Behälter abwerfen

Desinfektion
- bezüglich benutzter Flächen und Gegenstände sind die Regeln der Desinfektion zu beachten

Sterilität
- beim Lösen von Sonden, Kathetern und notwendigem Verbandswechsel sind die Regeln der Sterilität zu beachten

Material
- fahrbarer Wagen
- Waschschüssel
- Wasser
- Waschmittel
- Waschlappen
- Handtücher
- Plastikhandschuhe
- Zellstoff und Moltex-Unterlagen
- evtl. Gummi mit frischem Transporttuch
- Franzbranntwein
- Puder, Hautöl
- Stuhl oder Wagen als Kissenablage

Durchführung
- eigene Hände gründlich waschen
- Sonden, Drainagen, Zu- und Ableitungen vorbereiten und sichern

Körperpflege und Dekubitusbehandlung

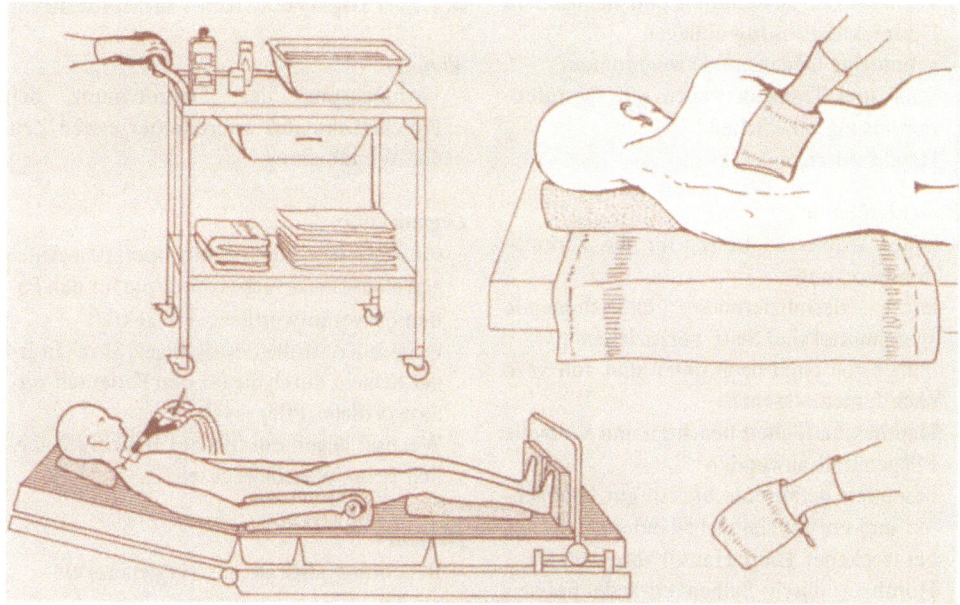

Abb. 26. Ganzkörperpflege bei Intensivtherapiepatienten

Merke: Die Ganzkörperpflege bei Intensivtherapiepatienten bedeutet nicht nur die sachgemäße Reinigung der Haut, sie ist jedesmal mit Maßnahmen verbunden, die die Durchblutung des subkutanen Gewebes fördern, insbesondere an den Stellen, die eine besondere Gefährdung bezüglich Dekubitusbildung aufweisen. Die tägliche Körperpflege muß daher mit einer sorgfältigen Inspektion und Anwendung vorbeugender pflegerischer Maßnahmen verbunden sein.

- Patienten bequem lagern
- Ablegen der Armlagerungskissen auf Wagen oder Stuhl am Fußende des Bettes und mit frischem Moltex abdecken
- darauf die Lagerungskissen der Beine ablegen
- andere störende Gegenstände, z. B. Schienen usw., soweit als möglich entfernen
- falls notwendig, mit Handschuhen grobe Verschmutzung reinigen
- zur Verhütung von Schmierinfektion Scham- und Gesäßgegend mit Moltex abdecken
- Handschuhe abwerfen und Hände waschen
- Waschschüssel ausreichend mit Wasser füllen
- Gesicht waschen und frottieren
- Arme und Oberkörper waschen und frottieren
- Wasser erneuern
- Handschuhe anziehen
- Beine waschen und frottieren
- Schamgegend und Gesäß von vorn nach hinten waschen und frottieren
- Waschlappen und Handtuch in Wäschesack abwerfen
- falls notwendig, Moltex und Transporttuch erneuern
- Handschuhe abwerfen
- Rücken und Beine mit Franzbranntwein abreiben
- Hautfalten evtl. leicht einpudern, Puder gut verreiben
- trockene Hautstellen einölen

- Waschwasser ausschütten und Schüssel in Desinfektionslösung einlegen
- gebrauchte Gegenstände wegräumen
- Stuhl und Transportwagen mit Desinfektionslösung abwaschen
- Hände waschen

Besonderheiten
- kaltes Wasser ist besser für die Zirkulationsanregung
- leicht desinfizierende hautschonende Waschmittel sind Seife vorzuziehen
- immer von oben nach unten und von vorn nach hinten waschen
- Hautbeschaffenheit beachten und sinnvolle Pflegemittel anwenden
- besonders gefährdete Stellen gut beobachten und entsprechend behandeln
- bei trockener Haut Hautöl verwenden
- Hornhaut durch Salbenverbände aufweichen
- bei hartnäckiger Hornschicht Salicylsalbe auftragen
- Haut immer sehr gut trocken frottieren, besonders die Hautfalten
- das Aufliegen von Haut auf Haut ist durch Zwischenlage von Wäsche oder ausgezogenen Kompressen zu verhindern
- nach jeder Verschmutzung sofort gründliches Reinigen, Waschen und Trocknen
- bei jeder Umlagerung Rücken mit Franzbranntwein abreiben
- feuchte Verbände sind möglichst bald zu erneuern

Fehler und Gefahren
Mangelhafte Hautpflege begünstigt:
- Entzündungen
- Dekubitusbildung
- Infektionen

Hautfalten begünstigen Feuchtigkeitsansammlung und Bakterienwachstum.
Abrupte Bewegungen können zur Diskonnektion von Sonden, Kathetern, Kanülen oder gar zu deren Herausziehen führen.
Es ist ein Fehler, wegen des schlechten Allgemeinzustandes aus Furcht auf eine gründliche Ganzwäsche zu verzichten. Bei schonender Durchführung wirkt sie anregend und nicht belastend.

6.1.2. Prophylaxe des Platzbauches

Sinn
- Verhinderung der Überdehnung der Bauchmuskulatur während der ersten Zeit der Wundheilung

Organisation
- sofort nach erfolgter Bauchoperation Anlegen eines Bauchtuches durch die für den Patienten verantwortliche Pflegekraft
- weitere Kontrolle des richtigen Sitzes in jeder Schicht durch die für den Patienten verantwortliche Pflegekraft
- Wechsel gegen ein frisches Bauchtuch täglich beim Wäschewechsel

Hygiene
- Beachtung allgemeiner Hygieneregeln

Desinfektion
- entfällt

Sterilisation
- entfällt

Material
- breite elastische Binde (25–30 cm)
- Fixierklammern oder Sicherheitsnadeln
- Zentimetermaß

Durchführung
- Bauchumfang abmessen
- elastische Binde ca. 30 cm länger als der gemessene Bauchumfang in mehreren Lagen übereinanderlegen
- alle Lagen zu einer Rolle zusammenrollen
- mit einer Hand Patienten am oberen Beckenkamm etwas seitlich drehen
- mit der anderen Hand Bauchtuch bis zur Bettmitte halb unter dem Kreuz des Patienten ausrollen
- Patienten zurücklegen
- von der anderen Seite am oberen Beckenkamm Patienten seitlich drehen
- Bauchtuch von der Bettmitte unter dem Patienten durchziehen und ganz ausrollen
- eine Seite des Bauchtuches fest über den Bauch des Patienten legen

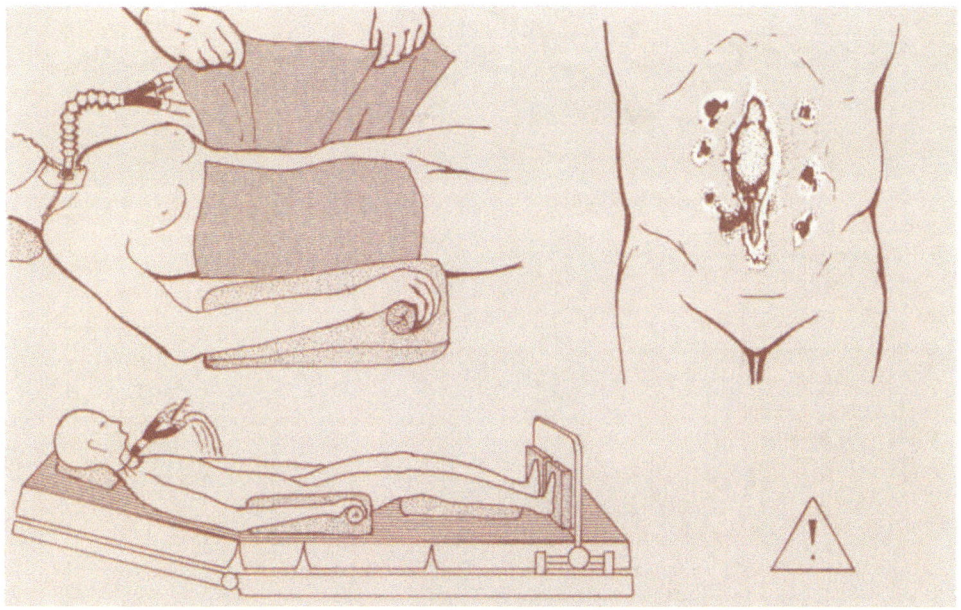

Abb. 27. Verhütung des Platzbauches bei Intensivtherapiepatienten

Merke: Insbesondere bei relaxierten und künstlich beatmeten Patienten nach abdominalen Operationen ist infolge Dehnung des Wundgebietes die Gefahr der Entstehung eines Platzbauches gegeben. Diese Gefahr kann durch sofortiges Anbringen eines entsprechend gespannten Bauchtuches abgewendet werden.

- anderes Ende fest über die erste Seite ziehen
- beide Seiten mit Klammern oder festen Sicherheitsnadeln gut befestigen

Besonderheiten

Bei beatmeten Patienten in der Intensivtherapie wird die Entstehung eines Platzbauches begünstigt durch:
- Aufhebung des Muskeltonus durch Relaxierung und Sedierung
- erhöhte Druckbelastung der Wunde durch Übertragung des Beatmungsdruckes auf den Bauchraum
- schlechte Wundheilung wegen schlechtem Allgemeinzustand und evtl. hypoxischer Gewebsschädigung
- erhöhte Infektionsgefahr wegen Schwächung der Abwehrkräfte

- das Bauchtuch ist sofort nach Op-Ende anzulegen
- alle 24 Std sollte ein frisches Bauchtuch angelegt werden
- Öffnen des Bauchtuches nur bei unbedingter Notwendigkeit
- erst bei vollständiger Wundheilung darf das Bauchtuch weggelassen werden

Fehler und Gefahren
- zu lockeres Anlegen bedingt ungenügenden äußeren Gegendruck gegen den Beatmungsdruck von innen
- ungenügende Sauberkeit des Bauchtuches gefährdet die Sterilität der Wunde
- mangelnde Wundkontrolle und Wundversorgung gefährdet die Wundheilung
- Klammern oder Nadeln können bei schlechter Fixierung zu Verletzungen führen

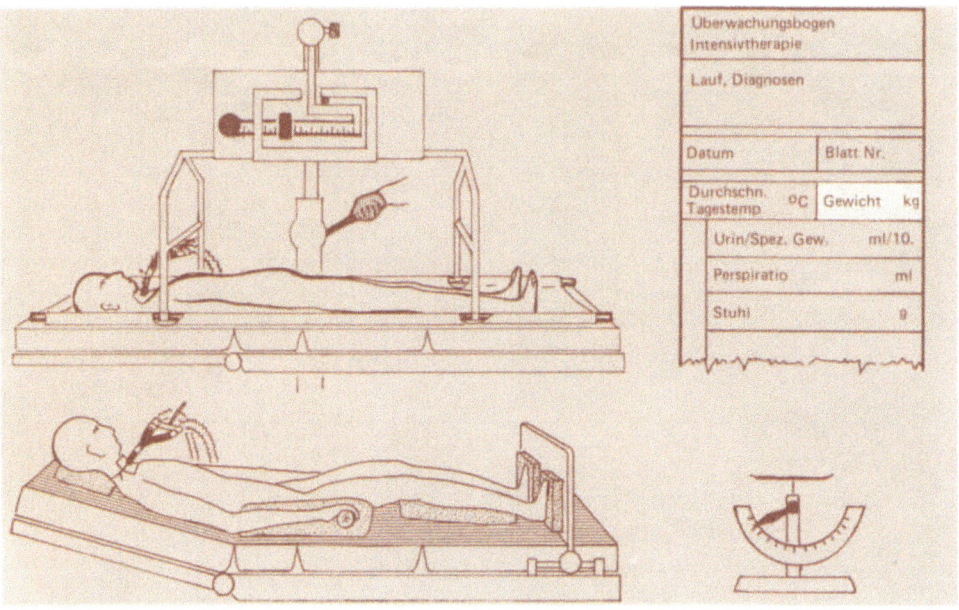

Abb. 28. Das Wiegen des Intensivtherapiepatienten

Merke: Das tägliche Wiegen des Intensivtherapiepatienten ist eine wichtige Kontrollmaßnahme bezüglich der sonst nicht erfaßbaren Wasserverluste. Die heutigen Bettwaagen ermöglichen meistens eine ausreichende Meßgenauigkeit. Bei fehlerhafter Durchführung des Wiegens, wie Verkantung der Bettwaage, Zug durch Verbindungsschläuche oder Mitwiegen verschiedener Gegenstände werden falsche Resultate erzielt. Daher muß auch bei dieser einfachen, jedoch wichtigen diagnostischen Maßnahme die sorgfältigste Durchführung verlangt werden.

6.1.3. Wiegen des Patienten und Wechseln der Bettwäsche

Sinn
– genaue Gewichtskontrolle für exakte Bilanz
– Ermöglichung eines für den Patienten und das Personal schonenden Wäschewechsels

Organisation
– Durchführung erfolgt in der Übergabezeit zwischen Nacht- und Frühschicht durch die beiden für den Patienten zuständigen Pflegekräfte
– benötigtes Material vor Beginn für bequeme und hygienische Arbeitsweise richten

Hygiene
– gleiche Hygieneregeln wie bei Herrichtung des Bettes
– für jeden Patienten eigenes Wiegetuch
– Wiegetuch durch Moltexauflage vor Verschmutzung schützen
– bei Verschmutzung in die Wäsche geben und durch frisches ersetzen
– Waage an staubfreiem Ort deponieren

Desinfektion
– Waage täglich mit Desinfektionslösung abwaschen

Körperpflege und Dekubitusbehandlung

– Bäder vor dem Einfahren in das Patientenzimmer mit Desinfektionsmittel einsprayen

Sterilität
– für die Durchführung des Wiegens und Wäschewechsels die Erhaltung der Sterilität bezüglich Sonden, Katheter usw. sicherstellen

Material
– Stuhl zur Ablage der Lagerungskissen
– Bettwaage mit Zubehör
– Wiegenetz
– großes Leinentuch
– breite Unterlage
– kleines Gummi
– Unterlage
– Moltex
– Kissenbezüge für Lagerungskissen
– Abwurfbehälter für Schmutz und Wäsche

Durchführung
– Waage holen
– Stuhl zur Ablage am Fußende des Bettes abstellen
– Abwurfbehälter in Bettnähe plazieren
– Einschiebstangen, Wiegenetz und eine Moltexunterlage dem Waagebügel auflegen und Waage genau austarieren
– Lagerungshilfen entfernen und Patienten vorsichtig in Rückenlage bringen
– Blasenkatheter abstöpseln
– Sicherung aller Zu- und Ableitungen bezüglich Sonden, Katheter, Drainagen usw.
– Moltex in der Mitte des Wiegenetzes auflegen
– Bett auf 90 cm hochstellen und Beatmungsschläuche richtig fixieren
– je eine Pflegekraft an jede Bettseite treten
– von einer Seite Oberarm und Oberschenkel der gegenüberliegenden Seite des Patienten fassen
– Patient mit Hebelwirkung leicht zur Seite ziehen
– von der anderen Seite altes Moltex bis zur Bettmitte einrollen
– Wiegetuch mit frischem Moltex bis zur Bettmitte unter dem Patienten ausrollen
– Patient wie vorher leicht zur anderen Seite drehen
– altes Moltex ganz zusammenrollen und abwerfen
– Wiegenetz mit frischem Moltex durchziehen und ganz ausrollen
– Wiegenetz an beiden Seiten auf die Wiegestangen aufziehen
– Bettwaage vorsichtig unter das Bett fahren
– Wiegestangen an beiden Seiten in die Halterung einhängen
– durch Betätigung der Spannschraube Wiegenetz ausreichend anspannen
– Bett auf 60 cm tief stellen
– Gewicht am Wiegebalken genau einstellen und auf dem Bilanzblatt eintragen
– Bettwäsche von oben nach unten zusammenrollen und abwerfen
– Bett frisch beziehen wie bei Herrichten des Bettes
– Bett wieder auf 90 cm hochfahren
– Wiegestangen aushängen, aus dem Netz ziehen und in die Halterung stellen – Wiegenetz von einer Seite zur anderen unter dem Patienten ausrollen
– Wiegetuch in Plastikhülle weglegen
– Waage aus dem Zimmer entfernen
– Patienten richtig lagern
– alle Zu- und Ableitungen bezüglich: Sonden, Katheter, Drainagen usw. richtig plazieren
– benutzte Ablagefläche mit Desinfektionslösung abwaschen

Besonderheiten
– für genaue Gewichtskontrolle muß der Patient ganz frei und waagerecht im Netz schweben
– bei der Höhenverstellung des Bettes oder der Waage besonders auf Kanülenlage, Verbindung zu den Beatmungsschläuchen und Sicherstellung der Beatmung achten
– Abziehen der Schmutzwäsche in staubfreier Arbeitsweise
– die mitgewogenen Gegenstände, Moltex, Stöpsel, Klemmen usw. müssen täglich gleich sein
– diesbezügliche schriftliche Notiz auf dem Formblatt täglich vor dem Wiegen vergleichen
– bei unglaubhaften Gewichtsunterschieden

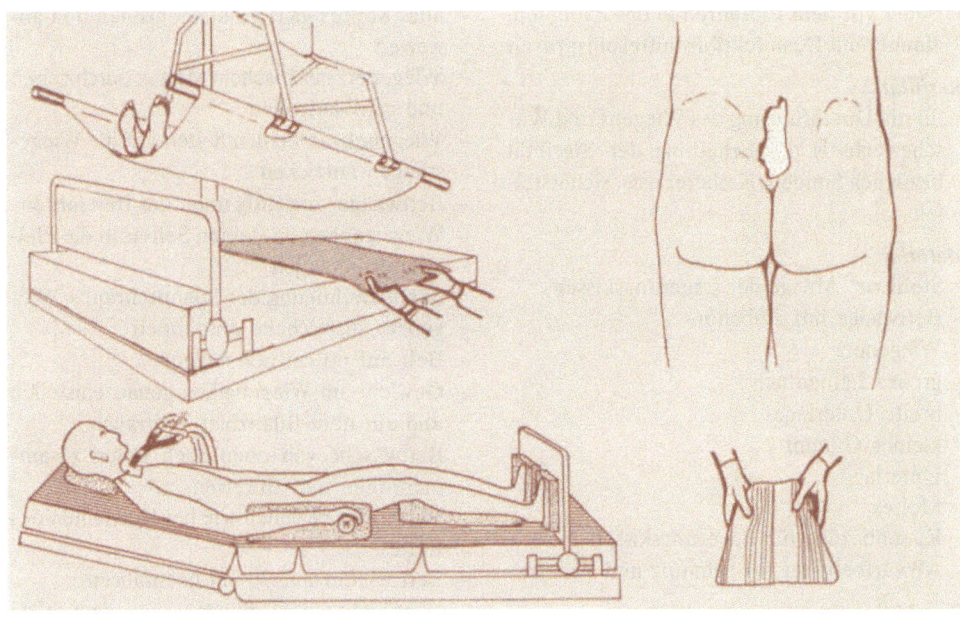

Abb. 29. Wäschewechsel bei Intensivtherapiepatienten

Merke: Ebenso wie das sachgerechte Herrichten des Bettes ist die Vermeidung von Falten bei der Bettwäsche, die Druckstellen auf der Haut des Patienten erzeugen, für die Dekubitusprophylaxe wichtig. Daher soll das Wechseln der Bettwäsche unter Sichtkontrolle entweder während des Wiegens oder durch Anwendung des Hoyerlifters erfolgen.

gegenüber dem Vortage Fehlerquellen suchen und sofortiges Kontrollwiegen vornehmen
- Thoraxdrainagen während des Wiegens nur entsprechend ärztlicher Anordnung abklemmen
- bei jeder Beschmutzung ist sofort Reinigung und notwendiger Wäschewechsel vorzunehmen

Fehler und Gefahren
- falsche Gewichtsergebnisse durch unsachgemäße Durchführung führen zu falschen Bilanzergebnissen
- unvorsichtige Arbeitsweise kann zur Lageveränderung der Trachealkanüle führen, zur Diskonnektion oder zum Herausziehen von Sonden und Kathetern
- Abklemmen einer Thoraxsaugdrainage bei Bronchusfistel und Überdruckbeatmung führt zu lebensbedrohlichem Zustand

6.1.4. Dekubitus-Prophylaxe

Sinn
- Verhütung von Gewebsschäden als Folge anhaltender Druckbelastung

Organisation
- Dekubitusprophylaxe wird durch Maßnahmen zur Druckentlastung und Zirkulationsanregung in jeder Schicht von der für den Patienten verantwortlichen Pflegekraft durchgeführt

Hygiene
- Beachtung der allgemeinen Hygieneregeln

Körperpflege und Dekubitusbehandlung

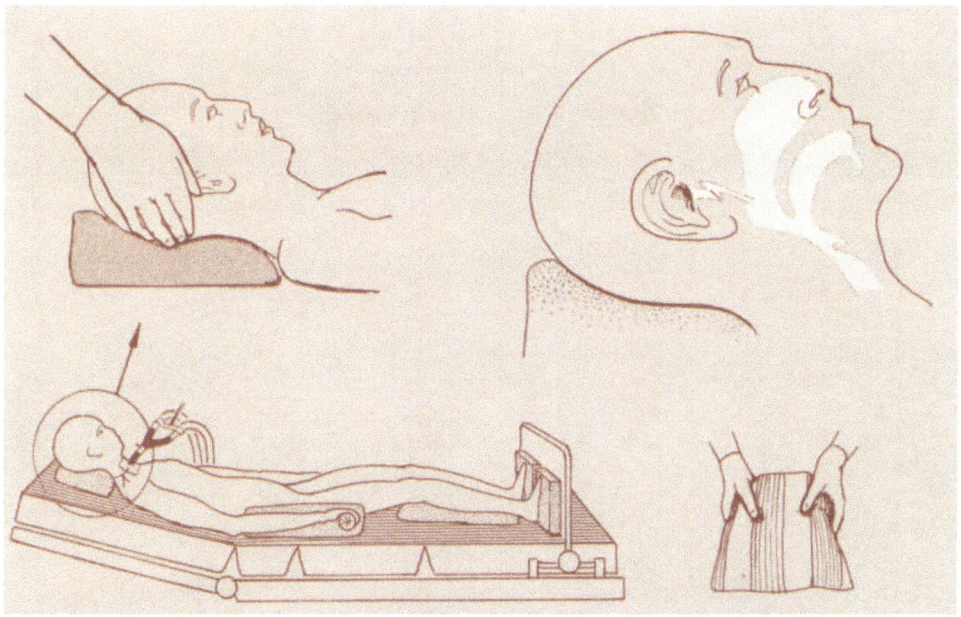

Abb. 30. Lagerung des Kopfes bei Intensivtherapiepatienten in Rückenlage

Merke: Die Lagerung des Kopfes soll auf einem Spreukissen erfolgen, damit die ausreichende Belüftung der Kopfhaut gewährleistet ist, sonst besteht durch Feuchtigkeits- und Wärmestau die Gefahr der Dekubitusbildung. Der Kopf muß dabei leicht angehoben sein, damit Mundsekrete von den Racheneingängen der Tuba Eustachii abfließen, sonst besteht die Gefahr einer Mittelohrentzündung infolge von Sekretrückstau.

Desinfektion
- bezüglich Arbeitsfläche und Gebrauchsmaterial Regeln der Desinfektion beachten

Sterilität
- entfällt

Material
- Antidekubitusmatratze
- Wasserkissen
- Lagerungskissen
- Franzbranntwein
- Puder
- Hautöl
- Hautpflegespray

Durchführung
- gute Hautpflege (dort beschrieben)
- bei spröder trockener Haut Hautöl oder Creme einmassieren
- bei weicher fettiger Haut Alkoholabreibung (Gerbwirkung)
- bei Hautrötung evtl. Hautschutzspray
- stete Sauberkeit und Trockenheit der Haut gewährleisten
- Luftzutritt so weit als eben möglich für alle Hautpartien
- ausreichende Druckentlastung für die besonders gefährdeten Körperstellen
- häufiger Belastungswechsel aller aufliegenden Körperstellen
- zirkulationsanregende Maßnahmen
- Haut vor Ätzwirkung durch Ausscheidung schützen

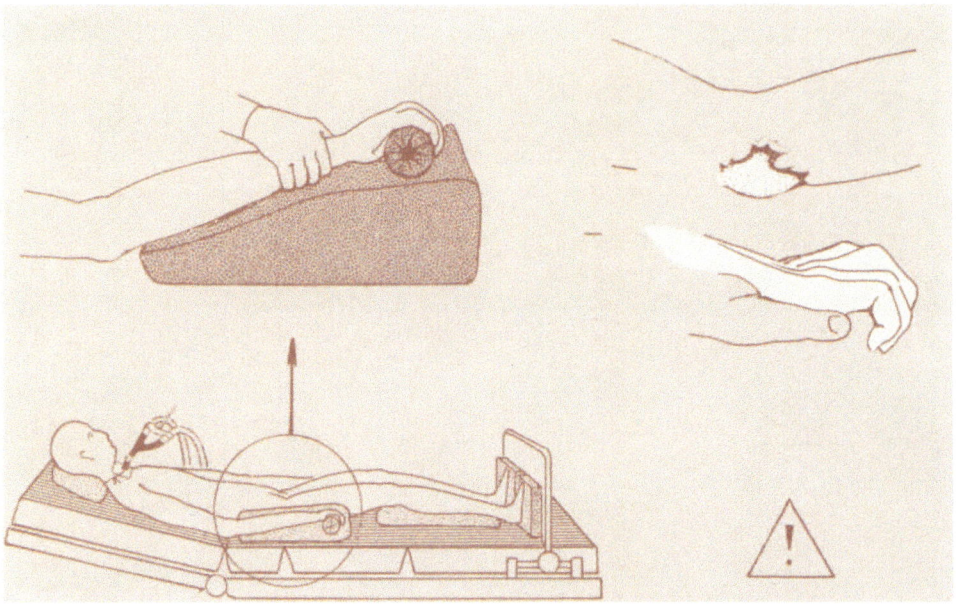

Abb. 31. Lagerung des Unterarmes bei Intensivtherapiepatienten in Rückenlage

Merke: Nicht nur die Gelenke müssen in Mittelstellung gebracht werden, sondern der ganze Unterarm soll leicht angehoben aufliegen, damit erfolgt eine Gewichtsverteilung auf größere Fläche; dabei darf der Ellenbogen nicht aufliegen. Nur so können Dekubitusbildung und Nervenschädigung vermieden werden.

Besonderheiten
- Antidekubitusmatratze ersetzt keine Pflegemaßnahme
- zwischen wasserdichten Stoffen und Haut immer ausreichende atmungsaktive Stofflagen
- ebenso zwischen Haut und Haut
- Feuchtigkeit und Falten vermeiden
- sachgerechte Lagerung von Ellbogen, Fußknöchel, Fersen, Hüftknochen, Gesäß
- bei exsikkierten Patienten Hohllagerung der besonders gefährdeten Körperstellen
- wenn Lagewechsel nicht möglich, zeitweise Druckentlastung
- bei Notwendigkeit Haut durch Spray oder Zinkpaste vor Ätzwirkung schützen
- dünnflüssigen Stuhl möglichst mit Darmrohr in Plastikauffangbeutel ableiten

Anregung der Zirkulation durch:
- kalte Waschungen
- kräftiges Frottieren
- häufiges Abreiben mit Franzbranntwein
- Klatschungen und tiefe Bindegewebsmassage
- Abreibungen mit Eis und anschließendem Trockenföhnen

Fehler und Gefahren
- mangelhafte Hautpflege begünstigt Hautschäden und Infektionen
- anhaltender Druck stört oder verhindert die Durchblutung des Unterhautzellgewebes und führt zu Nekrosen
- Fixierungen oder zu harte Lagerungskissen können durch Abdrücken von Gefäßen die Blutversorgung des Gewebes stören

Körperpflege und Dekubitusbehandlung

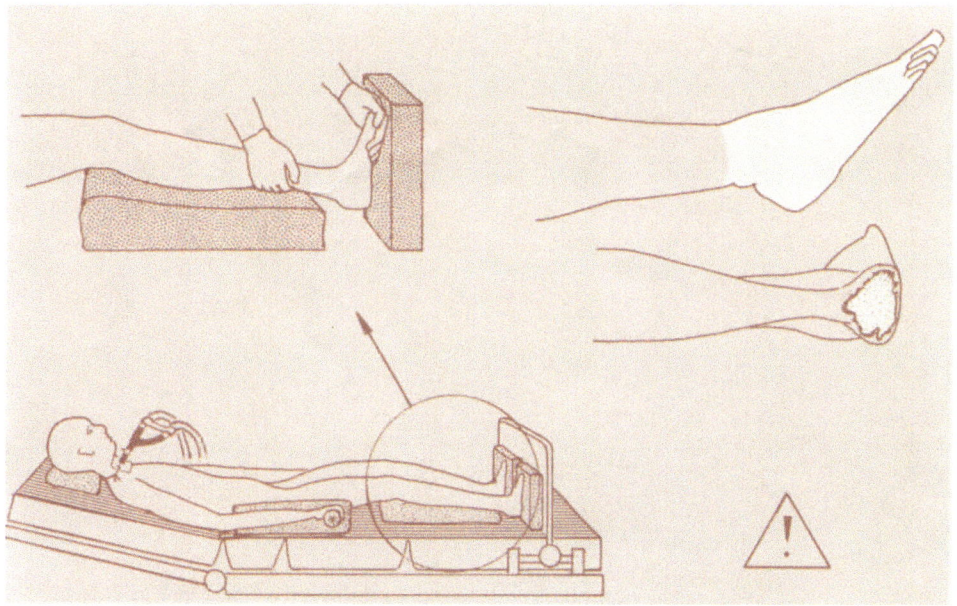

Abb. 32. Lagerung der Beine bei Intensivtherapiepatienten in Rückenlage

Merke: Bei leicht angehobenem Kniegelenk muß insbesondere darauf geachtet werden, daß der ganze Unterschenkel der Unterlage aufliegt und die Ferse bei rechtwinkeliger Stellung des Fußes frei schwebt, sonst droht die Gefahr des Spitzfußes und der Dekubitusbildung.

- Ätzwirkung durch Ausscheidung führt zu Hautschäden und Infektionen
- zu geringe Stoffschicht zwischen wasserdichter Auflage und Haut führt zu Wärme- und Feuchtigkeitsstau
- unzureichende Hygiene, Desinfektion und Sterilisation besonders bezüglich der Lagerungshilfen begünstigen Infektionen

6.1.5. Lagerung des Patienten

Sinn
- Vermeidung von Lagerungsschäden
- Verbesserung des Sekretabflusses
- Dekubitusprophylaxe

Organisation
- Lagewechsel des Patienten alle 2 Std oder nach ärztlicher Anordnung durch die für den Patienten zuständige Pflegekraft
- zwischenzeitliche Lageveränderungen mittels Einstellungsveränderungen des Spezialbettes durch die für den Patienten zuständige Pflegekraft

Hygiene
- zu Beginn und nach Beendigung Hände waschen
- alle Lagerungskissen aus dem Bett auf einen sauberen Stuhl oder Wagen am Fußende des Bettes geordnet ablegen
- die Lagerungskissen der oberen und unteren Körperhälfte durch Zwischenlegen eines sauberen Moltextuches voneinander trennen

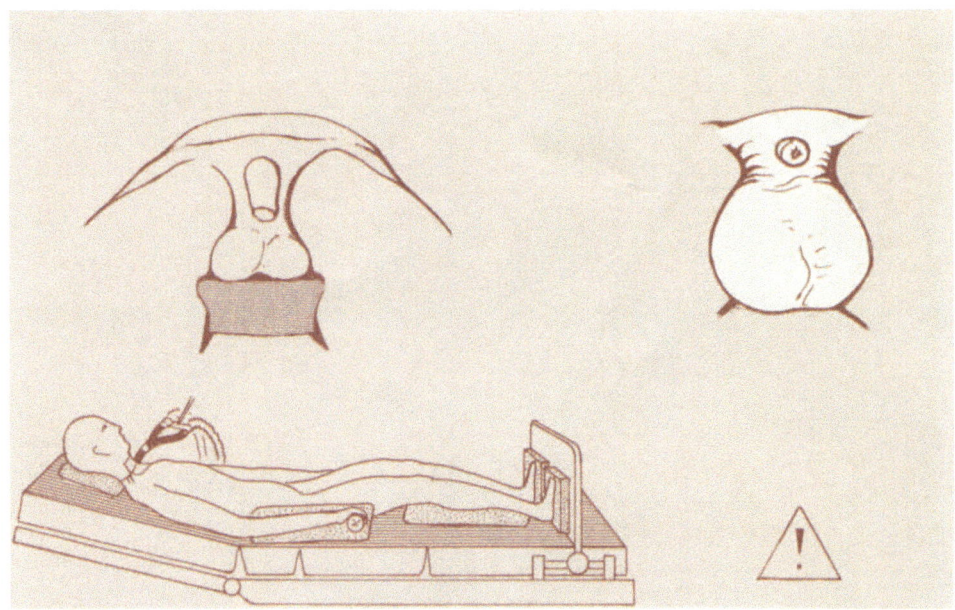

Abb. 33. Hochlagerung des Hodens bei Intensivtherapiepatienten in Rückenlage

Merke: Das Herunterhängen von Skrotum und Hoden in Rückenlage kann eine Hoden- und Samenleiterentzündung nach sich ziehen, daher muß dieser Komplikation durch Zugentlastung vorgebeugt werden.

- beschmutzte Lagerungskissen sofort frisch beziehen
- beschmutzte Wäsche und Moltex sofort in Abwurfbehälter abwerfen

Desinfektion
- Stuhl oder Wagen zur Ablage der Lagerungshilfen vor Beginn und nach Beendigung mit Desinfektionslösung abwaschen

Sterilität
- Verbände, Katheter, Sonden usw. so sichern, daß Sterilität gewahrt bleibt

Material
- Stuhl oder Wagen
- Lagerungshilfen
- bei Bedarf frische Wäsche oder Moltex
- Behälter für Schmutz- und Wäscheabwurf

Durchführung
Wechsel von Seiten- zur Rückenlage:
- Behälter für Schmutz- und Wäscheabwurf in Bettnähe plazieren
- eigene Hände waschen
- Stuhl oder Wagen zum Ablegen der Lagerungshilfen am Fußende des Bettes anstellen
- Sonden, Katheter, Verbände, Zu- und Ableitungen sichern
- Lagerungshilfen der Arme und Hände vorsichtig wegnehmen und ablegen
- Lagerungshilfen des Oberkörpers mit frischem Moltex abdecken
- Lagerungshilfen der Beine und Füße vorsichtig wegnehmen und ablegen
- Kopf und Körper vorsichtig in Rückenlage bringen
- Gesäß mittels Transporttuch in Bettmitte bringen

Körperpflege und Dekubitusbehandlung

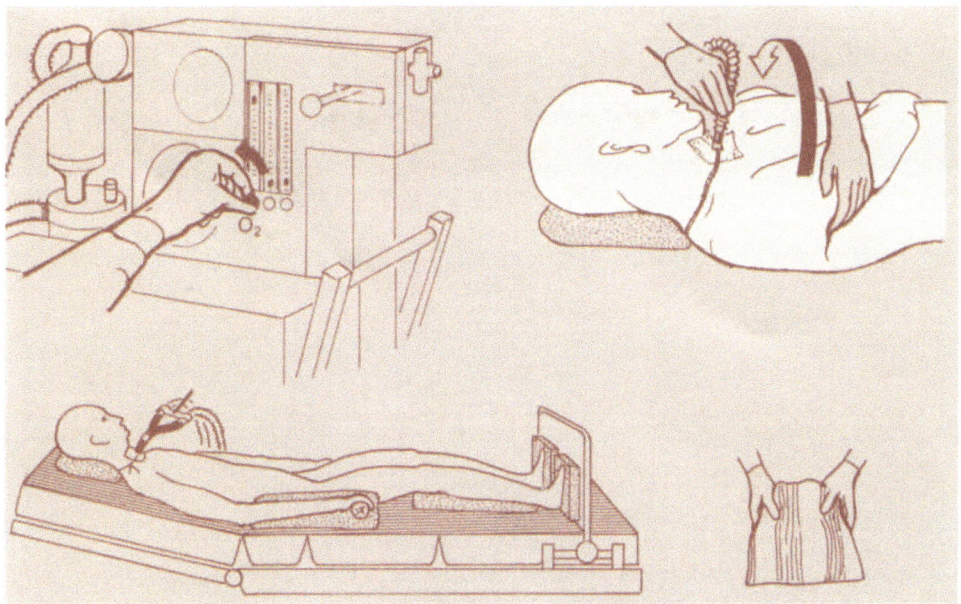

Abb. 34. Erhöhung der Sauerstoffkonzentration der Einatemluft vor der Seitenlagerung des Patienten

Merke: Oft beobachtet man bei relaxierten und beatmeten Patienten bei der Seitenlagerung eine Zyanose. Dieser Komplikation soll durch vorübergehende Erhöhung der Sauerstoffkonzentration der Einatemluft vorgebeugt werden.

- übrige Körperteile in Bettmitte bringen
- Kopfkissen gut modellieren und Kopf leicht erhöht lagern
- Nacken gut unterstützen
- Kissen für die Arme gut modelliert an beide Körperseiten anlegen
- Schultern nach unten ziehen
- Arme leicht abduziert und im Ellbogengelenk leicht gebeugt auf die modellierten Kissen lagern
- Rolle in beide Hände geben
- jeden Unterschenkel auf modelliertes Kissen lagern
- Knie leicht beugen und unterstützen
- Fußbrett so weit wie notwendig anziehen
- Füße mit Schaumstoffkissen im Winkel von 90° gegen Fußbrett abstützen
- falls notwendig Seitwärtsfallen der Füße durch seitliches Abstützen verhindern

- bei Männern Hoden hochlagern
- nach Beendigung Schamgegend abdecken
- Hände waschen
- Sonden, Katheter, Zu- und Ableitungen richtig plazieren
- Stuhl oder Wagen mit Desinfektionslösung abwaschen

Wechsel von Rücken- zur Seitenlage:
- Behälter für Schmutz- und Wäscheabwurf in Bettnähe plazieren
- eigene Hände waschen
- Sonden, Katheter, Verbände, Zu- und Ableitungen sichern
- Stuhl oder Wagen zum Ablegen der Lagerungshilfen am Fußende des Bettes plazieren
- Lagerungshilfen der Arme und Hände vor-

Grundpflege bei Intensivtherapiepatienten

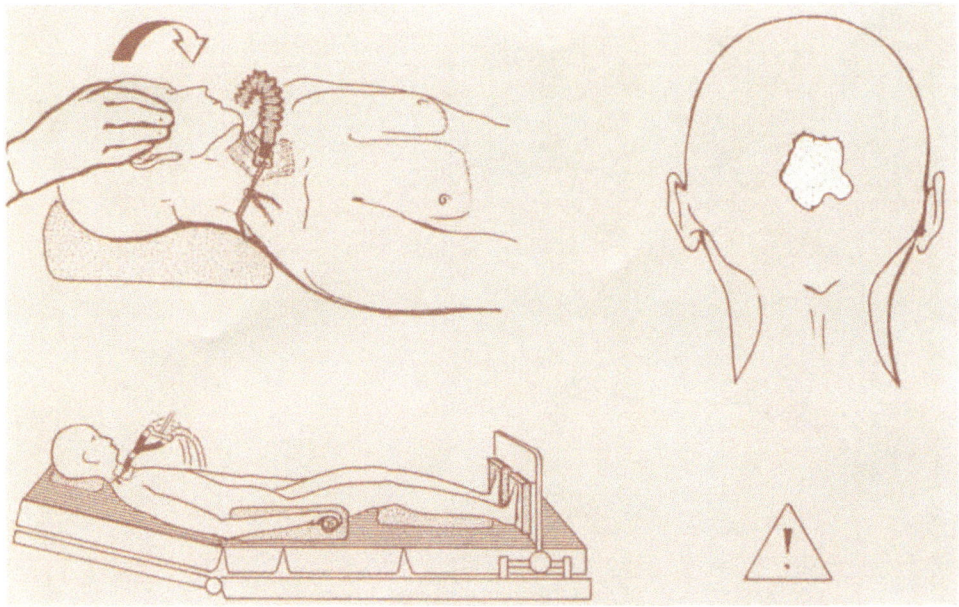

Abb. 35. Lagerung des Kopfes bei Seitenlagerung des Intensivtherapiepatienten

Merke: Jede Seitenlagerung des Patienten beginnt mit der Kopflagerung, dabei muß eine eventuelle Dekubitusbildung am Hinterkopf unbedingt bemerkt werden. Die Drehung des Oberkörpers ohne vorherige Lagerung des Kopfes bringt die Gefahr der Nervenzerrung mit sich.

sichtig wegnehmen, ablegen und mit Moltex abdecken
- Lagerungshilfen der Beine und Füße vorsichtig wegnehmen und ablegen
- bei Männern Hodenkissen wegnehmen
- Gesäß mittels Transporttuch etwas zur entgegengesetzten Seite der beabsichtigten Lagerung ziehen
- übrigen Körper ebenfalls etwas auf die Bettseite bringen
- Kopfkissen modellieren, Kopf leicht erhöht seitlich lagern
- bei beatmeten Patienten mit einer Hand Konnektoren der Beatmungskanüle sichern und mit der anderen Hand schulternah den Oberarm fassen
- Oberkörper mit Hebewirkung unter steter Beachtung der Kanülenlage und der Beatmungsschläuche vorsichtig in halbe Seitenlage ziehen
- Rücken bis zum Kreuz mit einem Kissen abstützen
- zweites Kissen mit ganz nach unten geschüttelter Füllung auf das erste Rückenkissen aufstellen
- obere Kissenhülle ohne Füllung unter den Arm durchziehen
- Kissenfüllung darf die Beatmung nicht behindern und muß das nach Hintenfallen des Armes verhüten
- untere Schulter vor- und herabziehen
- Kissen für den unteren Arm gut modelliert vorn an den Oberkörper anlegen
- unteren Arm leicht abduziert und im Ellbogengelenk leicht gebeugt auf das modellierte Kissen lagern
- Rolle in die Hand des unteren Armes geben

Körperflege und Dekubitusbehandlung

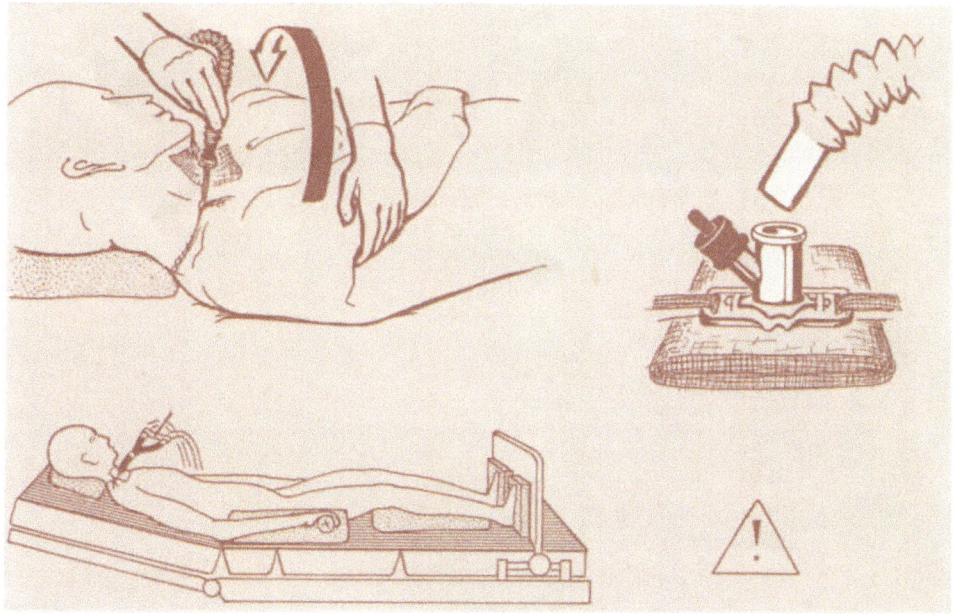

Abb. 36. Lagerung des Oberkörpers bei Seitenlagerung des Intensivtherapiepatienten

Merke: Als zweiter Schritt der Seitenlagerung wird der Patient am Oberkörper zu der Seite gedreht, dabei muß der Verbindungsschlauch an der Trachealkanüle unbedingt abgesichert werden. Die eingestellte Position des Oberkörpers wird durch Unterlagerung mit Kissen abgesichert.

- Rolle in die Hand des oberen Armes geben und Hand auf das Kissen des unteren Armes aufstützen
- beide Beinkissen an die vordere Bettseite aufeinander legen
- mit Hebelwirkung durch Zug am Oberschenkel Gesäß in Seitenlage bringen
- oberes Bein in leichter Beugestellung des Hüft- und Kniegelenkes in Hüfthöhe auf den aufeinanderliegenden Kissen lagern
- Fußknöchel des unteren Beines mit Hilfe eines kleinen Schaumstoffkissens frei lagern
- Fußbrett anziehen
- Füße mit Schaumstoffkissen im Winkel von 90° gegen Fußbrett abstützen
- falls notwendig noch Lagerungskorrekturen vornehmen
- evtl. Gesäß mittels Transporttuch noch etwas mehr freiziehen
- nach Beendigung Schamgegend abdecken
- Hände waschen
- Sonden, Katheter, Zu- und Ableitungen richtig plazieren
- Stuhl oder Wagen mit Desinfektionslösung abwaschen

Besonderheiten
- zur Vermeidung eines Magensaftrückflusses Bett in leichte Antitrendelenburglage bringen
- Sekretabfluß aus Nase und Mund in den Rachenraum fördern durch leicht erhöhte Kopflagerung
- bei beatmeten Patienten besondere Aufmerksamkeit auf Konnektoren, Atem-

Grundpflege bei Intensivtherapiepatienten

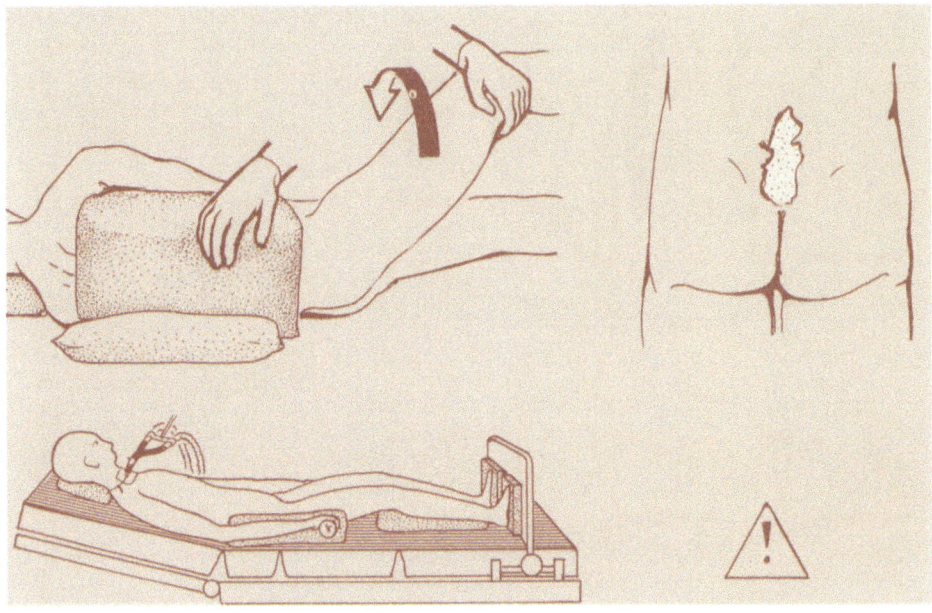

Abb. 37. Lagerung des Unterkörpers bei Seitenlagerung des Intensivtherapiepatienten

Merke: Die schonende Ausnutzung der Hebelwirkung des Oberschenkels bei der Seitenlagerung ermöglicht die Durchführung ohne größere Anstrengung und ruckartige Bewegungen, dabei muß kontrolliert werden, ob eine Dekubitusgefährdung über dem Kreuzbein des Patienten vorliegt oder nicht.

schläuche, Kanülen- oder Tubuslage richten
- Trachealkanüle muß immer achsengerecht liegen
- sie darf nicht unter Zug, Druck oder Spannung stehen und nicht den Unterkiefer berühren
- alle Gelenke in Mittelstellung lagern
- Handrolle muß der Handgröße entsprechen
- leichte Hochlagerung der Extremitäten zur Unterstützung des venösen Rückstro
- Ellenbogen, Fersen, Fußknöchel frei lagern
- nach außen fallende Füße durch seitliches Abstützen in richtiger Lage halten
- Lagerungskissen möglichst vor Verschmutzung mit Blut oder Ausscheidungen schützen
- besonders Blasenkatheter vor Stuhlverschmutzung schützen
- Harnröhrenöffnung vor Infektionen schützen
- soweit wie möglich freien Luftzutritt für alle Hautpartien gewährleisten
- wasserdichte Unterlagen nur nach unbedingter Notwendigkeit benutzen
- Gewebspartien vor direkter Auflage auf Haut, Gummi, Plastik oder Holz schützen
- bei Kontraindikation gegen vollständigen Lagewechsel soweit als möglich Schwerpunktverlagerungen durch seitliche Betteinstellung vornehmen
- bei instabilen Kreislaufverhältnissen Lagewechsel nach speziellen ärztlichen Anordnungen besonders vorsichtig und unter steter Kreislaufkontrolle vornehmen

Körperflege und Dekubitusbehandlung

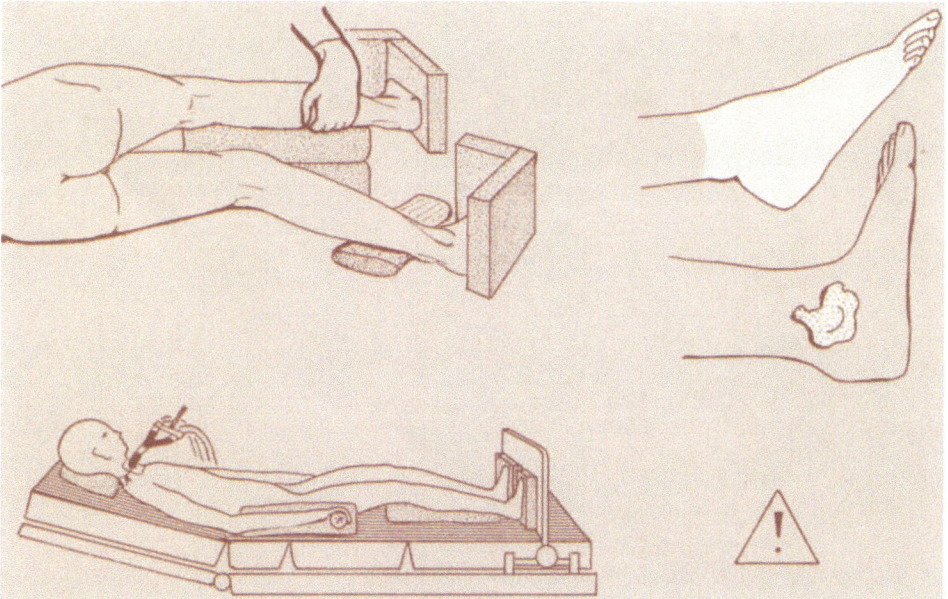

Abb. 38. Lagerung der Beine in Seitenlagerung des Intensivtherapiepatienten

Merke: Das Aufeinanderliegen der Beine bringt die Gefahr des Feuchtigkeitsstaus und damit der Hautinfektion und Dekubitusbildung mit sich. Daher müssen die Beine in der Seitenlage so gelagert werden, daß dieser Gefahr ebenso wie der Gefahr der Dekubitusbildung in der Knöchelgegend und der Spitzfußstellung vorgebeugt wird.

Fehler und Gefahren
- ungenügende Umlagerung des Kopfes und luftdichte Unterlage begünstigen Kopfdekubitus
- falsche Kopflagerung verhindert Sekretabfluß
- unvorsichtige und abrupte Bewegungen an der Trachealkanüle können Abrutschen der Blockermanschette und Druckschäden in der Trachea verursachen
- falsche Kanülenlage und unvorsichtige Arbeitsweise können zu Perforationen in den Oesophagus und in die großen Blutgefäße führen
- Ellenbogendekubitus durch falsche Armlagerung
- Spitzfuß durch ungenügendes Abstützen der Füße
- Fersendekubitus durch Aufliegen der Ferse in Rückenlage
- Fußknöcheldekubitus durch nicht genügende Freilagerung des Fußknöchels in Seitenlage
- Gesäßdekubitus durch ungenügenden Lagewechsel
- Hodenentzündung durch fehlende oder ungenügende Hodenhochlagerung in Rückenlage
- Funktionseinschränkung oder Funktionsverlust von Nerven, Muskeln und Gelenken durch falsche Lagerungstechnik

6.1.6. Dekubitus-Behandlung

Sinn
- Behandlung bereits entstandener Schäden
- Verhütung weiterer Schäden

Grundpflege bei Intensivtherapiepatienten

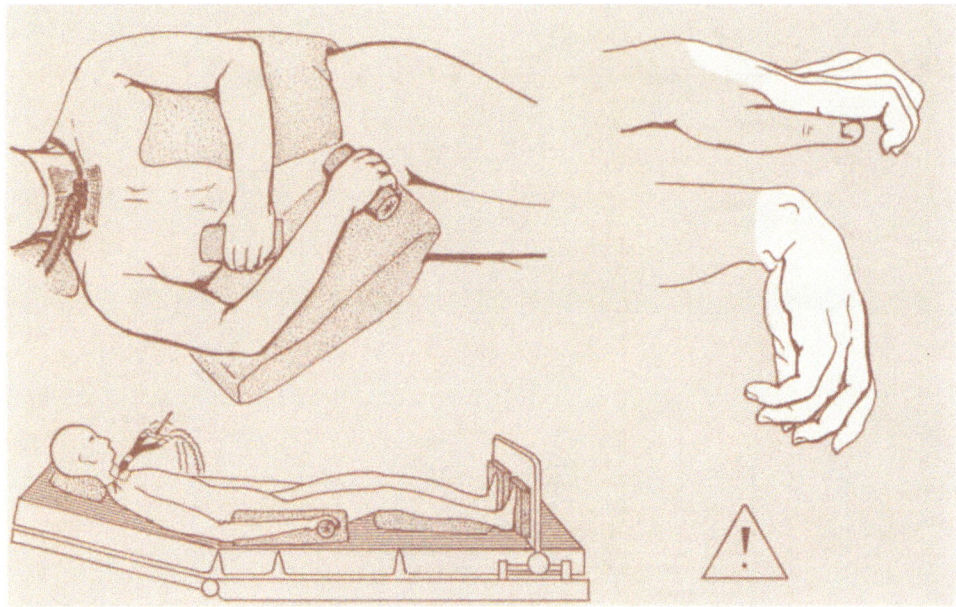

Abb. 39. Lagerung der Arme in Seitenlagerung des Intensivtherapiepatienten

Merke: Als letzte Handlung der Seitenlagerung werden die Arme in richtige Position gebracht. Dabei darf Haut auf Haut nicht aufliegen. Der oben liegende Arm darf nicht nach hinten herunterhängen und der Unterarm muß auf dem Lagerungskissen in ganzer Länge aufliegen. Der Ellenbogen darf nicht das Gewicht des Armes tragen. Nur so können Plexus- und Nervenschäden vermieden werden.

Organisation
- die Behandlung eines bestehenden Dekubitus erfolgt entsprechend der ärztlichen Anordnung durch die für den Patienten verantwortliche Pflegekraft
- größere Wundversorgung und Abtragung nekrotischer Gewebe erfolgen durch den behandelnden Arzt unter Assistenz der Pflegekraft

Hygiene
- strengste Beachtung aller Hygieneregeln
- Vermeidung jeder Keimverschleppung

Desinfektion
- bezüglich Arbeitsfläche und Gebrauchsgegenständen Regeln der Desinfektion beachten

Sterilität
- bei Behandlung offener Wunden strenge Einhaltung der Kautelen der Sterilität

Material
- Handschuhe
- Hautöl
- Wundspray
- Hautschutzspray
- Wasserstoffsuperoxyd
- steriles Verbandsset
- Schere
- Verbandfixationsmittel
- Tinkturen, Salben und Behandlungsmittel entsprechend der ärztlichen Anord
- sterile Kompressen
- Eis
- Föhn

Körperpflege und Dekubitusbehandlung

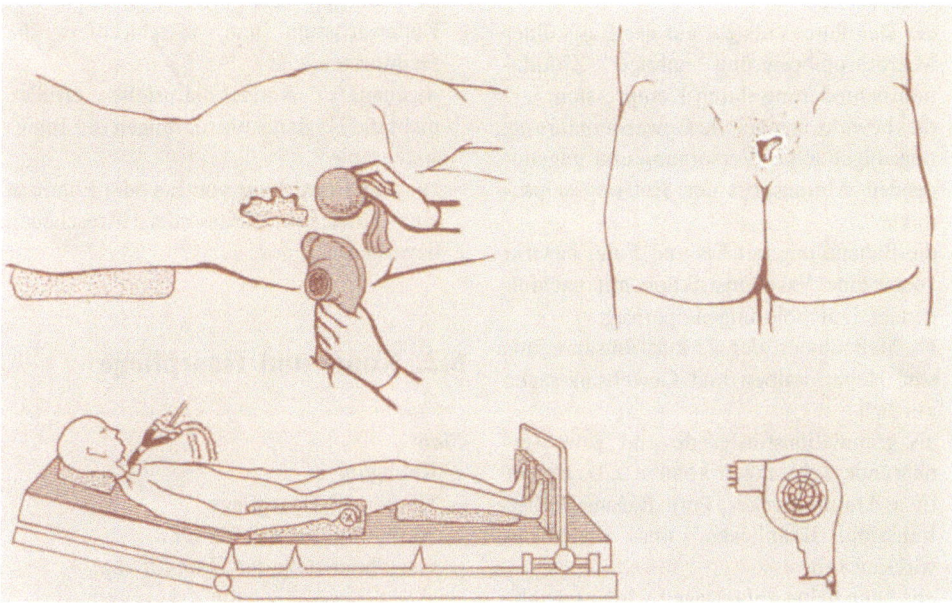

Abb. 40. Dekubitusbehandlung

Merke: Die Anwendung der Reiztherapie in Form von Wärme- und Kälteeinwirkung hat sich bei der Behandlung des Dekubitus im Rahmen der Behandlungspflege am besten bewährt. Dabei muß eine Infizierung der Dekubitusstelle unter allen Umständen vermieden werden.

Durchführung

- Hände waschen
- Patienten so lagern, daß bequeme und aseptische Wundversorgung möglich ist
- benötigtes Material auf fahrbarem Tisch für bequeme und aseptische Arbeitsweise richten
- Abwurfbehälter und Abwurfgefäß in erreichbarer Nähe plazieren
- Handschuhe anziehen
- alten Verband vorsichtig entfernen
- sterile Tupfer mit Pinzette oder Klemme fassen, gut mit Wasserstoffsuperoxyd anfeuchten, Wunde austupfen und Tupfer abwerfen
- Vorgang so oft als notwendig mit jeweils frischem, sterilem Tupfer wiederholen
- äußere Wundränder mit Öl gründlich reinigen
- benutzte Instrumente nach Gebrauch in Desinfektionslösung abwerfen
- Eis in sterile Kompressen einhüllen
- Wunde und Wundrand damit abreiben
- anschließend trocken föhnen
- Behandlung mit Eis und Föhn im Wechsel mehrmals wiederholen
- nach ärztlicher Anordnung granulationsfördernde und gewebsernährende Medikamente oder Salben auf sterile Kompresse auftragen und auf die Wunde legen
- Wundränder nach Notwendigkeit mit Zinköl oder Zinkpaste abdecken
- Verband hautschonend fixieren
- Patienten so lagern, daß Dekubitus frei liegt und Luftzutritt möglich ist
- Handschuhe abwerfen
- Material unter Beachtung der Hygiene und Desinfektionsregeln wegräumen
- Hände waschen

Besonderheiten
- der Dekubitus entsteht auf der Basis einer Mikrothrombosierung infolge Zirkulationsbehinderung durch Kompression
- dies bewirkt mangelnde Gewebsernährung, ungenügende O_2-Versorgung und ungenügenden Abtransport der Stoffwechselprodukte
- die Behandlung mit Eis und Föhn bewirkt zuerst eine Vasokonstriktion mit nachfolgender Durchblutungssteigerung
- als Maßnahmen der Zirkulationsanregung sind Heparinsalben und Gewebsmassagen nützlich
- als granulationsfördernde und gewebsernährende Substanzen können z. B. Bepanthen, Traubenzucker, Peru-Balsam, Lebertransalbe, Kamillosan- und Kleiebäder wirksam sein
- ehe neue Salbe aufgetragen wird, stets alte Salbenreste mit Öl gründlich, aber schonend entfernen
- tiefe Nekrosen werden vom Arzt steril mit Pinzette und Schere abgetragen
- toxische Substanzen wie Merkurochrom oder ähnliche sollten bei größeren offenen Wundflächen nur bei ganz spezieller Indikation angewendet werden (z. B. Pilzinfektion)
- Wunde ist sorgfältig vor Verschmutzung zu schützen (Stuhl, Urin)
- der schlechte Allgemeinzustand der Intensivtherapiepatienten begünstigt die Entstehung und erschwert die Heilung des Dekubitus
- Eis und Föhn sind während der Behandlung ständig hin und her zu bewegen

Fehler und Gefahren
- zusätzliche Infektionen, ungenügende und unsachgemäße Behandlung verschlechtern die Heilungstendenz
- massive Infektionen und tiefgreifende Nekrosen können einer Sepsis den Weg bereiten
- das Auftragen von austrocknenden, aber stark toxischen Substanzen (Quecksilberpräparate) kann durch massive Resorption durch die große Wundfläche zu toxischen Reaktionen und Organschäden führen
- Behinderung des Luftzutrittes begünstigt Keimwachstum und verschlechtert die Heilungstendenz
- sogenannte Antidekubitusfelle erfüllen nicht die Hygieneanforderungen der Intensivtherapie
- zu lange Einwirkung von Eis oder Föhn auf einer Stelle kann Kälte- oder Hitzeschäden bewirken

6.2. Kopf- und Haarpflege

Sinn
- Reinigung
- Haut- und Haarpflege
- Anregung der Zirkulation
- Gewährleistung der Hautatmung

Organisation
- erste Kopfwäsche gleich zu Beginn der Behandlung
- dann je nach Haut- und Haarbeschaffenheit im Abstand von 8–14 Tagen
- Kopfwäsche in der ruhigsten Tageszeit durchführen (Spätdienst)
- sie erfolgt durch die für den Patienten zuständige Pflegekraft
- vor Beginn alle benötigten Materialien auf fahrbarem Wagen in Kopfnähe des Patienten bereitstellen
- Stuhl oder Schemel für Behälter zum Auffangen des Wassers bereitstellen
- Behälter für Wäsche und Schmutzabwurf in erreichbarer Nähe plazieren

Hygiene
- nur frische Wäsche benutzen und diese nach Gebrauch sofort abwerfen
- vor Beginn und nach Beendigung eigene Hände waschen

Desinfektion
Bezüglich benutzter Flächen und Gegenstände sind die Regeln der Desinfektion zu beachten

Sterilität
- entfällt

Kopf- und Haarpflege

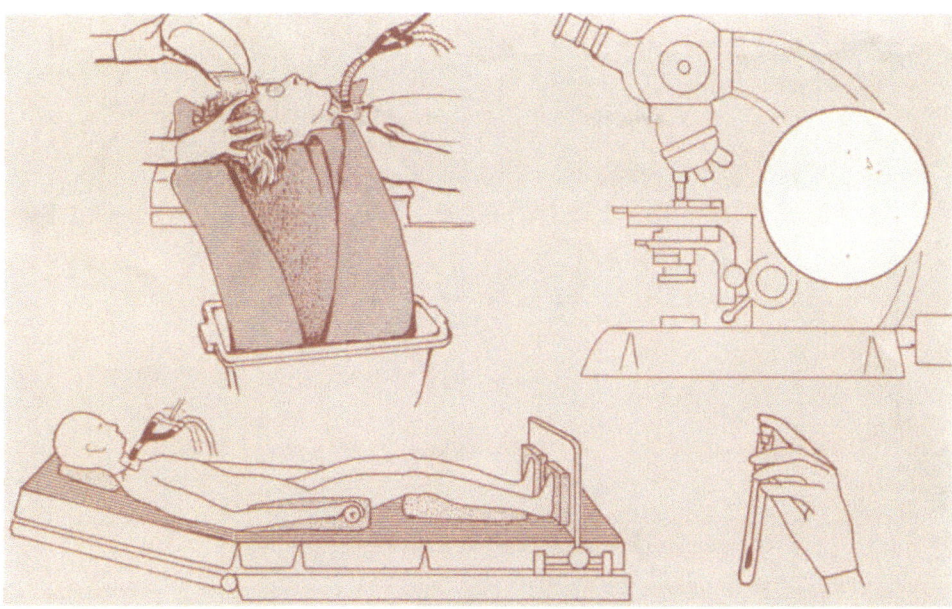

Abb. 41. Kopf- und Haarpflege bei Intensivtherapiepatienten

Merke: Die Kopf- und Haarpflege ist keineswegs eine Schönheitspflege. Die regelmäßige sachgerechte Durchführung dient im wesentlichen der Infektionsprophylaxe und beugt der Dekubitusbildung der Kopfhaut vor.

Material
- Stuhl oder Schemel
- großes Gefäß als Wasserbehälter
- fahrbarer Wagen
- großes Waschbecken als Auffangbehälter
- warmes Wasser
- Gefäß zum Wasserschütten mit Griff
- Gummituch mindestens 100 × 150 cm
- Waschmittel
- Waschlappen
- Handtücher
- Föhn
- Kamm und Bürste

Durchführung
- eigene Hände waschen
- alle in Kopfnähe befindlichen störenden Gegenstände entfernen, evtl. auch Kopfteil des Bettes
- Schemel mit Auffangbehälter dich an kopfende des Bettes anschieben
- Kopf bequem auf Hirsekissen lagern
- Gummi unter den Kopf legen
- bei Patienten ohne Augenverband Augen durch Abdecken schützen
- an einer Kopfseite mit dem Gummi einen Wall bilden, der das Wasser nicht ins Bett fließen läßt
- an der anderen Seite Gummi mit zwei seitlichen Falten über den Bettrand in den Auffangbehälter leiten
- Gefäß mit Wasser füllen
- durch vorsichtiges Wasserschütten Haar gut anfeuchten
- Waschmittel einreiben
- Kopfhaut gut mit den Fingerspitzen massieren
- durch vorsichtiges Wasserschütten Waschmittel abspülen

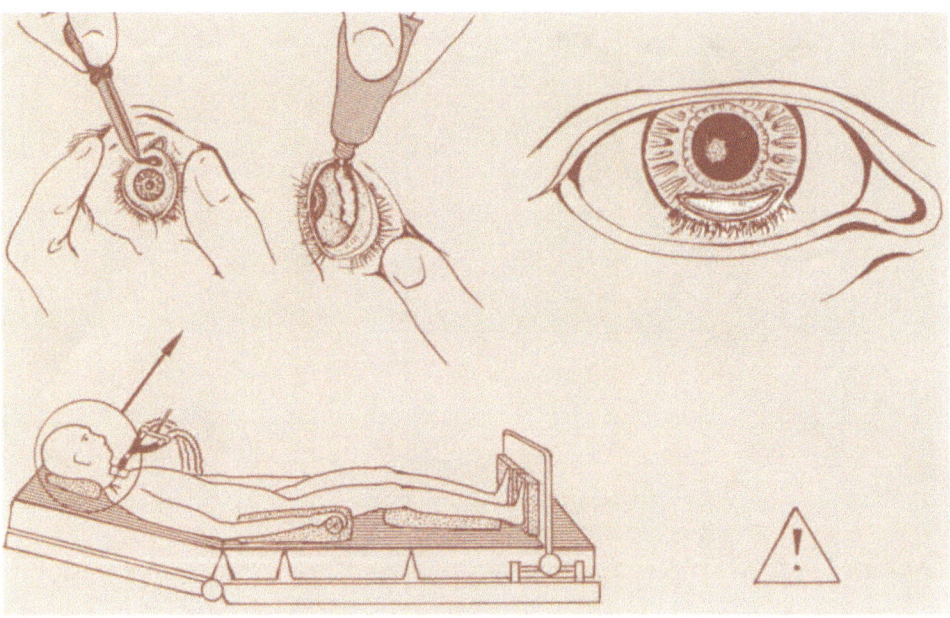

Abb. 42. Augenpflege bei Intensivtherapiepatienten

Merke: Fehlender oder seltener Lidschlag bei relaxierten oder bewußtlosen Patienten ist mit einer ungenügenden Selbstreinigung der Augen verbunden. Daher sollte eine regelmäßige sachgerechte Augenspülung und Anwendung von Augensalben täglich vorgenommen werden. Das Pflegepersonal muß mit der notwendigen Sorgfalt diese Maßnahmen durchführen, sonst droht infolge Ulkusbildung an der Hornhaut eine eventuelle Erblindung des Patienten.

- nochmals Waschmittel einreiben und Kopfhaut massieren
- Haar und Kopfhaut gründlich durch Wasserschütten abspülen
- Haar leicht abtrocknen
- Gummi unter dem Kopf entfernen
- trockenes Handtuch unter den Kopf legen
- Haar gründlich trockenreiben
- benutzte Wäsche abwerfen
- Haar und Kopfhaut ganz trocken föhnen
- Haar gut bürsten und kämmen, langes Haar flechten
- Kopfkissen frisch beziehen und Kopf bequem lagern
- alle benutzten Gegenstände wegräumen
- Auffanggefäß entleeren und in Desinfektionslösung einlegen
- eigene Hände waschen

Besonderheiten
- bei Kopfverletzungen und erhöhter Körpertemperatur Kopfwäsche nur entsprechend ärztlicher Anordnung
- bei Wunden der Kopfhaut die Haare in der Wundumgebung schneiden oder rasieren
- für Patienten ohne Kopfverletzung und ohne Fieber bedeutet die Kopfwäsche bei schonender Durchführung keine Belastung
- sie belastet Patienten in sediertem Zustand weniger als in wachem Zustand

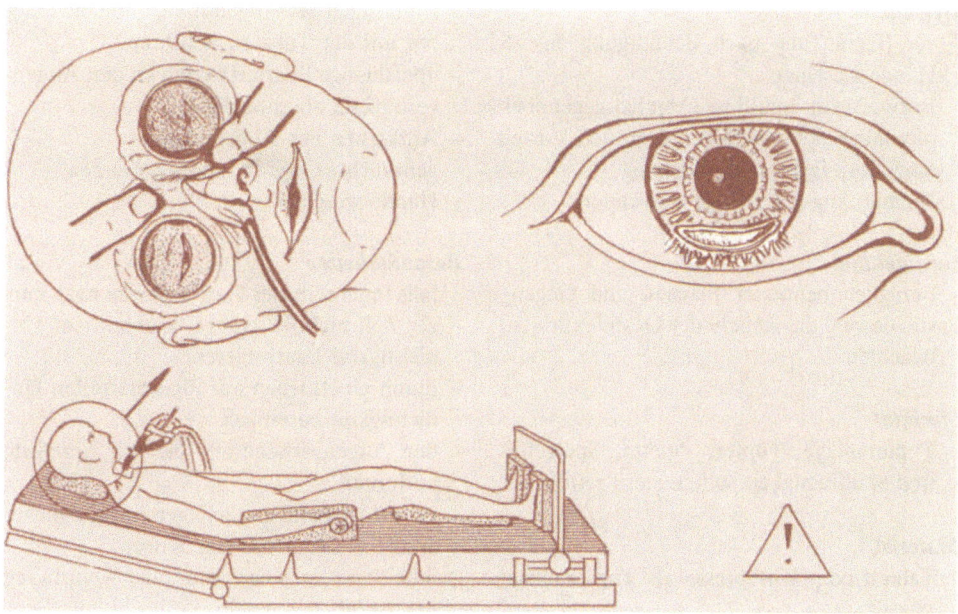

Abb. 43. Uhrglasverband bei Intensivtherapiepatienten

Merke: Bewußtlose oder relaxierte Patienten haben fast immer einen ungenügenden Lidschluß. Hierdurch ist die Gefahr der Austrocknung der Hornhaut, Ulkusbildung oder Erblindung gegeben. Daher muß durch Anlegen eines Uhrglasverbandes (feuchte Kammer) die Austrocknung verhütet werden. Beim korrekten Anbringen müssen die Gläser beschlagen sein.

- während der Durchführung besonders auf Vermeidung von Zugluft achten
- bei beatmeten Patienten besondere Aufmerksamkeit auf Konnektoren, Kanülen- oder Tubuslage richten
- Haare 2 × täglich bürsten und kämmen
- langes Haar so flechten, daß keine Druckstellen entstehen

Komplikationen und Gefahren
Mangelhafte Kopf- und Haarpflege begünstigt:
- Kopfdekubitus
- Infektionen
- Verfilzung der Haare
- im Extremfall Läuse

6.3. Augenpflege

Sinn
- Reinigung
- Schutz der Skleren vor Austrocknung
- Schutz vor Infektionen

Organisation
- Durchführung 1 × in 24 Std durch die für den Patienten zuständige Pflegekraft in der Frühschicht, nachdem der Arzt die Augen kontrolliert hat
- vor Beginn benötigtes Material in Kopfnähe sinnvoll anordnen
- Behälter für Schmutzabwurf in erreichbare Nähe stellen

Hygiene
- vor Beginn und nach Beendigung eigene Hände waschen
- Borwasser als Spülflüssigkeit hat gegenüber physiol. NaCl oder Aqua dest. den Vorteil einer desinfizierenden Wirkung
- Einmal-Augenverbände verwenden

Desinfektion
- bezüglich benutzter Flächen und Gegenstände sind die Regeln der Desinfektion zu beachten

Sterilität
- Tupferablage, Tupfer, Pipette, Spülgefäß und Spülflüssigkeit sollten steril sein

Material
- Tablett oder Kompresse als Tupferablage (steril)
- darauf 4 sterile Tupfer (je Auge 2)
- Gefäß für Spülflüssigkeit (Einmalbecher steril)
- Spülflüssigkeit (z.B. NaCl oder 3%iges Borwasser)
- Augensalbe (z.B. Bepanthen)
- 2 Einmal-Augenverbände
- Schere
- schmales Pflaster

Durchführung
- Hände waschen
- alten Augenverband schonend entfernen und abwerfen
- Haut von Pflasterrückständen reinigen
- Spülflüssigkeit in Gefäß gießen
- linker Daumen und Zeigefinger spreizen die Augenlider eines Auges
- rechter Daumen und Zeigefinger einen Tupfer fassen und gut mit Spülflüssigkeit tränken
- Tupfer in geringer Höhe über dem geöffneten Auge vorsichtig ausdrücken
- oder Lösung mit Pipette eintropfen
- Augenlider schließen und vorsichtig mit Tupfer von außen nach innen alle Salbenreste auswaschen
- Auflegen eines getränkten Tupfers auf das Auge
- gleicher Vorgang bei dem anderen Auge

- Einbringen der Augensalbe, ohne die Skleren mit der Tube zu berühren
- überflüssige Pflasterstreifen an den Augenverbänden abschneiden
- Aufkleben der Augengläser
- gebrauchte Gegenstände wegräumen
- Hände waschen

Besonderheiten
- falls Innenseite der Plastikscheibe nach kurzer Zeit nicht beschlägt, Verband auf Undichtigkeit kontrollieren
- durch Überkleben mit Pflasterstreifen Undichtigkeit beseitigen
- den Augenverband erst bei der Arztvisite entfernen
- neuen Verband erst anlegen nach täglicher ärztlicher Kontrolle der Augen
- infizierte Augen nach spezieller Anordnung des Arztes behandeln
- die Plastikschalen müssen genügend gewölbt und das Pflaster luft- und wasserdicht sein

Komplikationen und Gefahren
- Ulzera der Hornhaut durch Austrocknung
- Infektion bei ungenügender Reinigung und Pflege
- Druckstellen durch die Plastikscheiben
- Hautreizung durch Pflaster
- im Extremfall Beeinträchtigung der Sehfähigkeit

6.4. Mund- und Kieferpflege

6.4.1. Absaugen des Sekrets aus dem Rachenraum

Sinn
- Sekretentfernung
- Infektionsverhütung
- Aspirationsverhütung

Organisation
- Absaugen erfolgt nach Notwendigkeit durch die für den Patienten verantwortliche Pflegekraft

Mund- und Kieferpflege

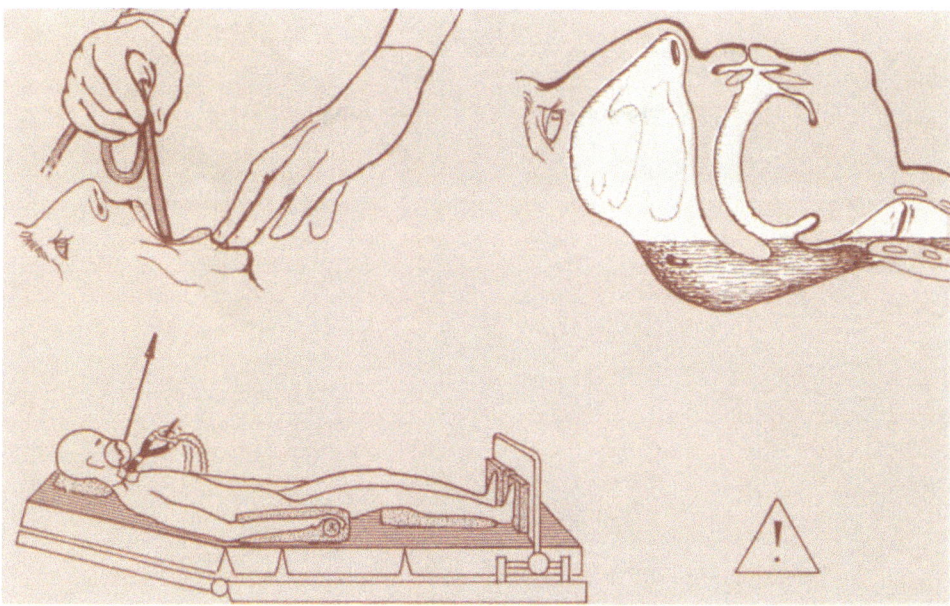

Abb. 44. Absaugen des Nasen-Rachenraumes bei Intensivtherapiepatienten

Merke: Flüssigkeitsansammlung im Rachenraum bringt die Gefahr der Mikroaspiration einerseits und die Gefahr der bakteriellen Infektion andererseits mit sich, daher muß der Rachenraum schonend, jedoch regelmäßig mit sterilem Katheter abgesaugt werden. Das Absaugen durch den unteren Nasengang ist mit der Gefahr der Schleimhautverletzung verbunden. Der Katheter darf in diesem Falle nur parallel dem harten Gaumen und nicht dem Nasenrücken eingeführt werden.

Hygiene
- vor Beginn und nach Beendigung Hände waschen
- Einmalhandschuhe anziehen
- Absaugkatheter nach Gebrauch sofort in Abwurfbehälter abwerfen

Desinfektion
- entfällt

Sterilität
- für jedes Absaugen neue sterile Einmalkatheter verwenden

Material
- Absauggerät
- Absaugkatheter
- Einmalhandschuhe

Durchführung
- Händewaschen
- Katheterhülle am Ansatzende öffnen und etwas zurückziehen
- rechte Hand Handschuh anziehen
- rechte Hand Katheter steril entnehmen und kurz fassen
- Katheter durch Y-Stück mit dem Schlauch des Absauggerätes verbinden
- Absauggerät einschalten
- mit linker Hand Unterkiefer des Patienten zur Mundöffnung herunterziehen
- mit rechter Hand Absaugkatheter einführen und dirigieren
- Rachenraum gründlich absaugen
- Katheter durchspülen
- Katheter und Handschuh abwerfen
- Hände waschen

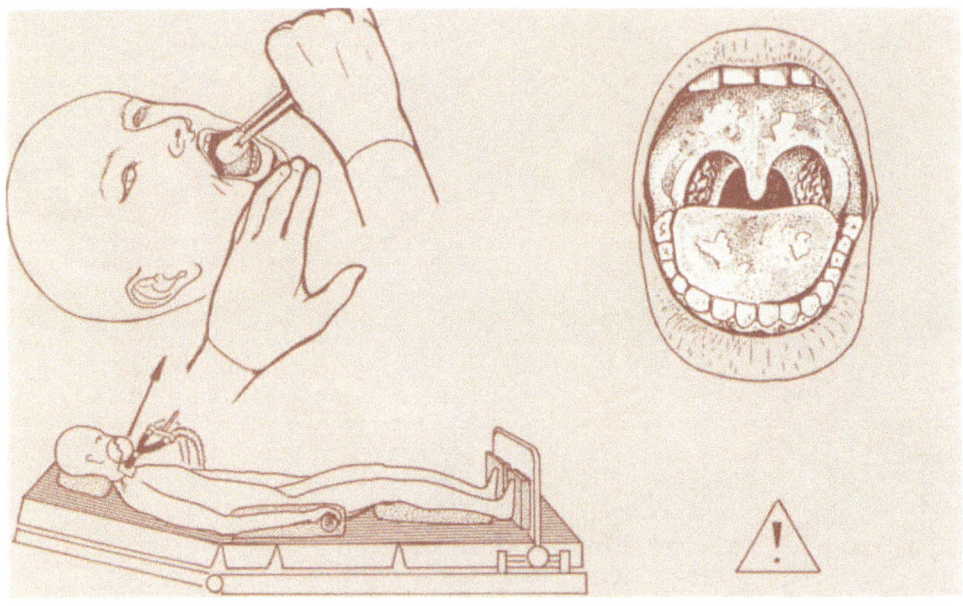

Abb. 45. Mundpflege bei Intensivtherapiepatienten

Merke: Intensivtherapiepatienten fehlt die ausreichende Selbstreinigung des Mund- und Rachenraumes. Dem Auftreten von ulzerativer Stomatitis muß durch regelmäßige pflegerische Maßnahmen vorgebeugt werden. Dies geschieht durch Reinigung der Mundhöhle und Maßnahmen, die die Austrocknung der Zungenoberfläche und der Schleimhäute verhindern.

Besonderheiten
- bei Kieferklemme oder Unmöglichkeit, den Mund zu öffnen, kann der Absaugkatheter über den unteren Nasengang in den Rachenraum eingeführt werden
- die Häufigkeit des Absaugens richtet sich nach der Speichelsekretion
- für jedes Absaugen des Rachenraumes soll ein frischer steriler Katheter genommen werden
- der Katheter ist mit der behandschuhten Hand so zu dirigieren, daß er nicht an der Schleimhaut festgesaugt wird
- vor Deblockierung der Trachealmanschette ist der Rachenraum besonders sorgfältig abzusaugen

Fehler und Gefahren
- Flüssigkeitsansammlung im Nasenrachenraum begünstigt:
- Infektionen
- Aspirationsgefahr (auch bei Blockung der Trachea)

6.4.2. Mundpflege

Sinn
- Sekretabsaugung
- Reinigung
- Vermeidung von Austrocknung
- Vermeidung von Infektionen, besonders Soorpilz

Mund- und Kieferpflege

Organisation
- Durchführung nach Notwendigkeit mehrmals in jeder Schicht durch die für den Patienten zuständige Pflegekraft
- vor Beginn alles benötigte Material richten
- Schmutzbehälter in Kopfnähe des Patienten plazieren

Hygiene
- vor Beginn und nach Beendigung Hände waschen
- Einmal-Handschuhe/-Katheter/-Becher
- für jedes Auswischen neuen Tupfer nehmen
- für jede Reinigung frische Lösung verwenden
- Paraffinöl aus der Ampulle nur mit sterilem Watteträger entnehmen
- Paraffinöl-Ampullen gut verschlossen aufbewahren
- Material nach Gebrauch sofort abwerfen

Desinfektion
- Tupferklemme nach Gebrauch desinfizieren

Sterilität
- entfällt

Material
- Einmal-Handschuhe und -Absaugkatheter
- Absauggerät
- Becher
- Reinigungslösung, z. B. Hexoral oder NaCl mit 3–4 Tr. Myrrhentinktur (gerbende Wirkung) und H_2O_2 (reinigende Wirkung)
- Klemme oder kleinere Kornzange
- sterile Tupfer (3–5)
- sterile Watteträger (2–3)
- Paraffinöl-Ampulle

Durchführung
- eigene Hände waschen
- rechte Hand Handschuh anziehen
- Absaugkatheter steril entnehmen
- Mundhöhle absaugen
- Handschuh und Katheter abwerfen
- Tupfer in den Becher geben
- Reinigungslösung in den Becher gießen, bis alle Tupfer gut mit Lösung getränkt sind
- mit der Klemme einen Tupfer entnehmen und festklemmen
- Zunge, Gaumen, Zähne und Wangenschleimhaut gründlich und vorsichtig auswischen
- gebrauchten Tupfer abwerfen
- mehrmals mit immer frischem Tupfer Reinigung wiederholen
- gebrauchte Klemme in Desinfektionslösung abwerfen
- Watteträger mit Paraffinöl tränken und damit Mundhöhle und Lippen gut einfetten
- gebrauchten Watteträger abwerfen
- Material wegräumen
- Hände waschen

Besonderheiten
- bei geringer Speichelsekretion Mundpflege häufig durchführen und besonders das Einfetten von Lippen und Zunge vornehmen
- tägliche Begutachtung der Mundhöhle und Schleimhäute mit Spatel und Taschenlampe
- kann der Mund nicht geöffnet werden (Gesichtsverletzung) Pflegemittel einsprayen
- anschließend über die Nase, Mund und Rachenraum absaugen
- Einführung des Absaugkatheters nur durch unteren Nasengang
- erreichbare Schleimhaut so gut wie möglich einfetten
- bei wachen Patienten ist Rücksicht auf Geschmacksempfindungen zu nehmen
- Reinigung und Pflege kann bei diesen z. B. mit Kamillentee mit Zitronenzusatz erfolgen
- die Reinigungslösung sollte reinigend, desinfizierend und heilend wirken

Fehler und Gefahren
- schadhafte Zähne und Zahnlücken können zu Druckschäden an der Zunge führen
- bei oral Intubierten besteht Erschwerung der Mundpflege mit Gefahr der Lageveränderung des Tubus

Grundpflege bei Intensivtherapiepatienten

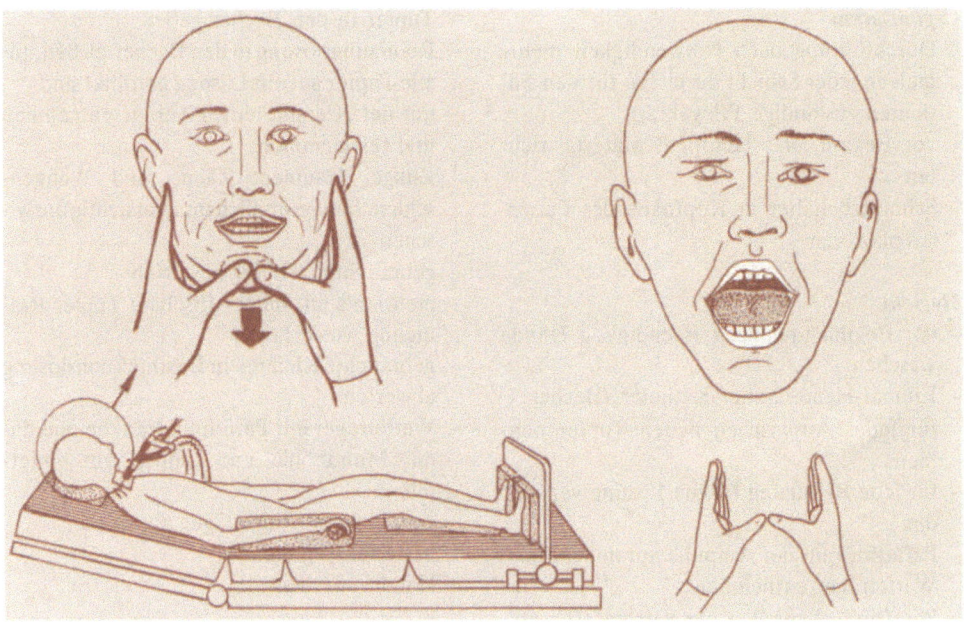

Abb. 46. Verhütung von Kieferklemme bei Intensivtherapiepatienten

Merke: Langanhaltende Bewegungsarmut im Kiefergelenk ist relativ schnell mit Ausbildung einer Kieferklemme verbunden. Diese bringt die Gefahr der Stauungsparotitis einerseits und andererseits die Hinauszögerung der peroralen Ernährung in der Rekonvaleszenzphase mit sich. Nur durch regelmäßige passive Bewegungsübungen kann dieser Komplikation vorgebeugt werden.

– Verletzung der Schleimhäute des Mund- und Nasen-Rachenraumes durch fehlerhafte Technik besonders beim Absaugen

6.4.3. Mobilisation des Kiefergelenkes und Massage der Wangenmuskulatur

Sinn
– Verhütung einer Kieferklemme

Organisation
– Durchführung erfolgt nach Notwendigkeit und ärztlicher Anordnung mehrmals täglich durch Krankengymnastinnen oder die für den Patienten verantwortlichen Pflegekräfte

Hygiene
– Beachtung der allgemeinen Hygieneregeln

Desinfektion
– entfällt

Sterilisation
– entfällt

Material
– entfällt

Nasenpflege

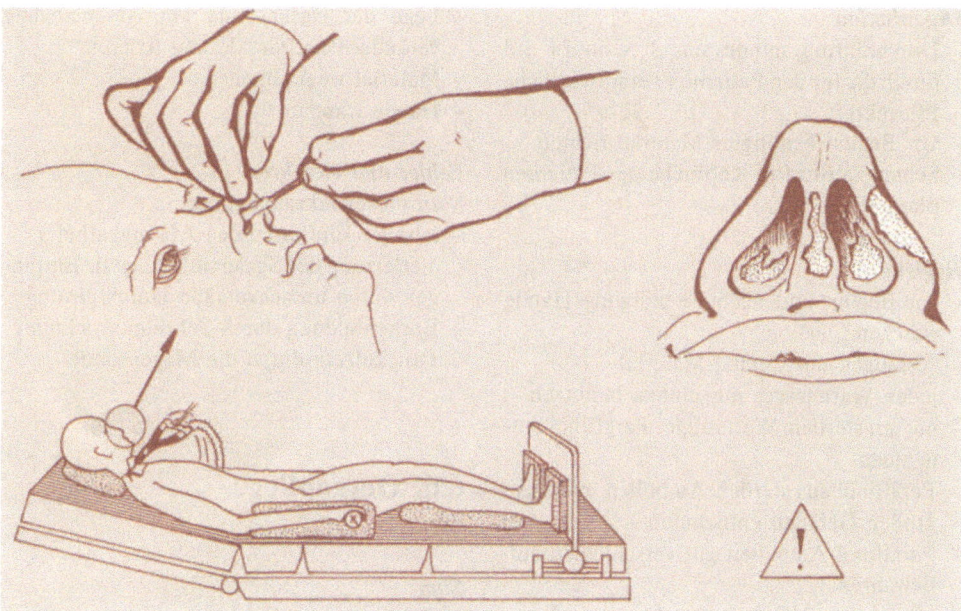

Abb. 47. Nasenpflege der Intensivtherapiepatienten

Merke: Eintrocknung von Nasensekret bahnt den Weg für bakterielle Infektion und Ulkusbildung an der Nasenschleimhaut. Daher muß eine sorgfältige Haut- und Schleimhautpflege im Naseneingang durchgeführt werden, damit die Austrocknung der Schleimhaut verhindert wird.

Durchführung
- beide Hände an Kinn und Kiefergelenk des Patienten ansetzen
- Wangenmuskulatur in der Höhe des Kiefergelenkes gut durchmassieren
- mehrmals Kiefergelenk bewegen durch Herunterdrücken des Unterkiefers mit dem Daumen

Besonderheiten
Die Massage bewirkt:
- Anregung der Speicheldrüsenfunktion
- Funktionserhaltung der Wangenmuskulatur und der Kiefergelenke
- besonders bei relaxierten, langzeitbeatmeten Patienten ist die regelmäßige Durchführung sehr wichtig

Fehler und Gefahren
Unterlassung oder mangelhafte Durchführung begünstigt die Entstehung von:
- Parotitis
- Kieferklemme

6.5. Nasenpflege

Sinn
- Reinigung
- Verhütung von Sekreteintrocknung
- Einfettung der Schleimhaut
- Vermeidung von Druckulzera durch die Magensonde

Organisation
- Durchführung mindestens 3 × in 24 Std durch die für den Patienten verantwortliche Pflegekraft
- vor Beginn benötigtes Material richten
- Schmutzabwurf in Kopfnähe des Patienten plazieren

Hygiene
- vor Beginn und nach Beendigung Hände waschen
- Absaugen mit Einmal-Material
- jeden Watteträger nur einmal benutzen
- nur mit sterilem Watteträger Paraffinöl entnehmen
- Paraffinöl aus sterilen Ampullen, nicht aus großen Gefäßen entnehmen
- Paraffinöl-Ampullen gut verschlossen aufbewahren
- Material nach Gebrauch sofort abwerfen

Desinfektion
- entfällt

Sterilität
- entfällt

Material
- Einmal-Handschuhe und -Absaugkatheter
- Absauggerät
- sterile Watteträger
- Paraffinöl-Ampulle
- Verbandspflaster

Durchführung
- eigene Hände waschen
- rechte Hand Handschuhe anziehen
- einen dünnen Absaugkatheter steril entnehmen
- durch unteren Nasengang einführen
- tiefen Nasen- und Gaumenbereich schonend absaugen
- Absaugkatheter und Handschuh abwerfen
- Watteträger gut mit Paraffinöl tränken und einen Naseneingang vorsichtig reinigen
- Watteträger abwerfen
- Vorgang an zweitem Naseneingang mit frischem Watteträger wiederholen
- Fixierung der Nasensonde vorsichtig lösen
- Lage der Nasensonde am Naseneingang verändern und Sonde neu fixieren
- Material wegräumen
- Hände waschen

Fehler und Gefahren
- zu dicker Absaugkatheter
- falsches Einführen des Absaugkatheters
- Verletzung der Schleimhäute, evtl. Blutungen durch unsachgemäße Durchführung
- Borkenbildung durch Sekreteintrocknung
- Druckulzera durch die Magensonde

6.6. Ohrenpflege

Sinn
- Reinigung des Gehörganges
- Verhütung von Ohrschmalzverhärtung und Gehörgangsverstopfung
- Entfernung von Ohrschmalz

Organisation
- Durchführung mindestens 1 × in 24 Std von der für den Patienten verantwortlichen Pflegekraft während ruhiger Tageszeit
- benötigtes Material vor Beginn für bequeme Arbeitsweise richten
- Behälter für Schmutzabwurf in Kopfnähe plazieren

Hygiene
- Wattestäbchen nur einmal verwenden
- nur mit sterilem Watteträger Paraffinöl entnehmen
- Paraffinöl aus sterilen Ampullen, nicht aus großen Behältern entnehmen
- Paraffinöl-Ampullen gut verschlossen aufbewahren
- Wattestäbchen sofort nach einmaliger Benutzung abwerfen

Desinfektion
- entfällt

Sterilität
- entfällt

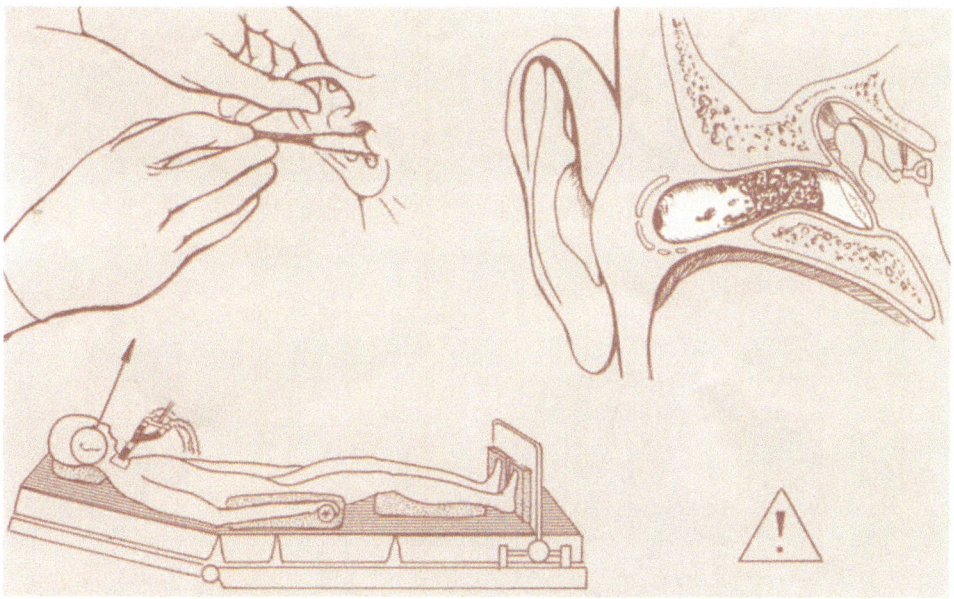

Abb. 48. Reinigung des äußeren Gehörganges bei Intensivtherapiepatienten

Merke: Die Bildung von sogenannten Ohrschmalzpropfen im äußeren Gehörgang tritt bei Intensivtherapiepatienten relativ oft auf. Bakterielle Entzündungen können die Folge sein. Nur eine regelmäßige Reinigung und Pflege des äußeren Gehörganges kann dieser Komplikation vorbeugen.

Material
- Watteträger (mindestens 2)
- Paraffinöl-Ampullen

Durchführung
- eigene Hände waschen
- Kopf des Patienten so lagern, daß bequeme Ohrpflege möglich ist
- Watteträger gut mit Paraffinöl tränken
- mit linkem Daumen und Zeigefinger Ohrmuschel leicht abziehen
- mit rechter Hand Watteträger mit drehenden Bewegungen vorsichtig in vorderen Gehörgang einführen und unter drehenden Bewegungen wieder herausziehen und abwerfen
- Vorgang an beiden Ohren wiederholen, bis Watteträger sauber bleibt

- Material wegräumen
- Hände waschen

Besonderheiten
- Watteträger müssen vorn an der Spitze gut mit Watte gepolstert sein
- verhärtetes Ohrschmalz darf nicht gewaltsam entfernt werden
- nach genügender Aufweichung vorsichtige Entfernung mit Watteträger versuchen
- bei zu hartem Ohrenschmalz Arzt benachrichtigen

Fehler und Gefahren
- zu tiefes Einführen des Watteträgers und unvorsichtige Durchführung kann zur Beschädigung des Trommelfells führen

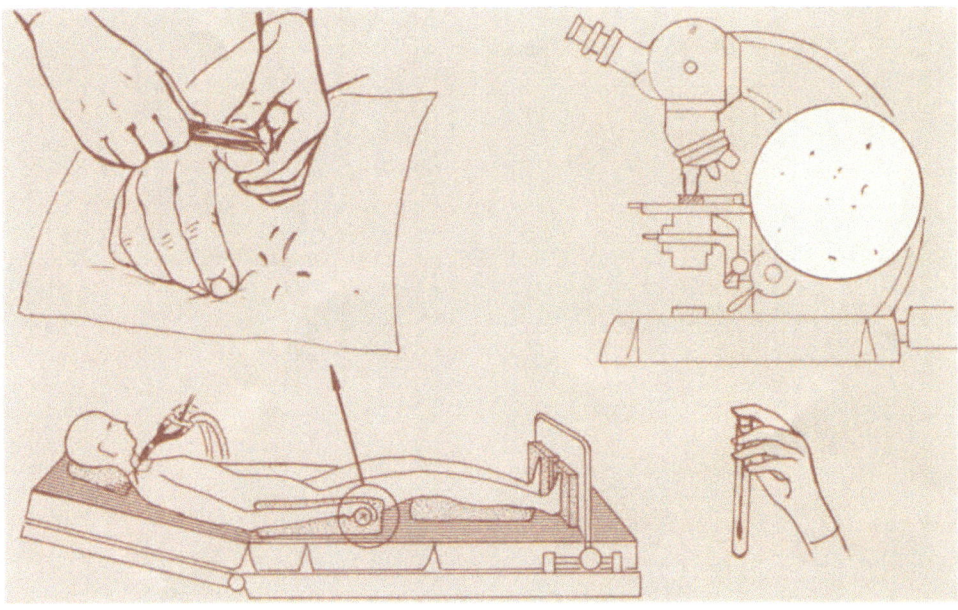

Abb. 49. Hand- und Fußpflege bei Intensivtherapiepatienten

Merke: Die Hand- und Fußpflege ist eine wichtige vorbeugende hygienische Maßnahme, die regelmäßig durch das Pflegepersonal vorgenommen werden muß.

6.7. Hand- und Fußpflege

Sinn
- Entfernung von Hornhaut
- Kürzung der Nägel
- Reinigung
- Verhütung von Einwachsen der Nagelränder
- Verhütung von Nagelbettentzündung

Organisation
- sobald die Erstversorgung des Patienten abgeschlossen ist, gründliche Hand- und Fußpflege beginnen
- Durchführung erfolgt durch die für den Patienten zuständige Pflegekraft während ruhigster Tageszeit (Spätdienst)
- Häufigkeit der Durchführung richtet sich nach der Notwendigkeit
- alle benötigten Gegenstände vor Beginn richten

Hygiene
- vor Beginn und nach Beendigung eigene Hände waschen
- Zellstoff so unterlegen, daß geschnittene Nägel und entfernter Schmutz davon aufgefangen werden
- Zellstoff bei Beendigung sofort so zusammenlegen und abwerfen, daß Nagelreste und Schmutz nicht ins Bett gelangen

Desinfektion
- benutzte Gegenstände anschließend desinfizieren

Sterilität
- entfällt

Material
- Nagelschere
- Nagelzange
- Nagelfeile

- Franzbranntwein
- Hautcreme oder Hautöl, Salicylsalbe, Schlauchverband
- Zellstoff
- Aceton
- Tupfer

Durchführung
- eigene Hände waschen
- Zellstoff unter die Hände legen
- lackierte Nägel zuerst mit acetongetränktem Tupfer vom Nagellack befreien
- Nägel so schneiden, daß Nagelrand mit der Fingerkuppe abschließt
- Schnittfläche glatt feilen
- Schmutzränder entfernen
- Zellstoff mit Nagelstücken und Schmutz abwerfen
- Hände mit Franzbranntwein abreiben
- Haut und besonders Nagelbett gut eincremen oder einölen
- gleiche Durchführung an den Füßen vornehmen
- für die Kürzung der Fußnägel Nagelzange verwenden
- Material wegräumen

- Nagelzange, -schere, -feile in Desinfektionslösung abwerfen
- Hände waschen

Besonderheiten
- bei sehr rauher, rissiger Haut und spröden Nägeln diese vorher durch Salbenpackung und anschließende Waschung behandeln
- bei starker Hornhaut auf verhornten Stellen Salicylsalbe auftragen, Schlauchverband überziehen und Salbe einige Stunden bis zur nächsten Waschung einziehen lassen
- Hornhaut nicht durch Schneiden, sondern nur durch vorsichtiges Abschaben entfernen
- besonders Fußnägel seitlich nicht unter die Zehenkuppe kürzen
- bei Notwendigkeit Hand- und Fußpflege häufig wiederholen, bis ein guter Pflegezustand erreicht ist

Fehler und Gefahren
- Einwachsen der Nagelränder, besonders an den Zehen, bei zu starker seitlicher Kürzung der Nägel
- Nagelbettentzündungen
- Verletzungen mit Blutung bei unsachgemäßer Hornhautentfernung

7. Aufgaben des Pflegedienstes bei der Tracheotomie und Handhabung der Trachealkanüle

7.1. Aufbereitung der Silbertrachealkanüle

Sinn
- Gewährleistung der sofortigen Einsatzfähigkeit für den Bedarfsfall

Organisation
- gebrauchte Trachealkanülen werden von den Pflegehilfskräften unter der Verantwortung der Pflegekräfte des Außendienstes für die Wiederverwendung aufbereitet

Hygiene
- benutzte Trachealkanülen sollen zuerst einer ausreichenden Desinfektion unterzogen werden
- Beachtung allgemeiner Sauberkeitsregeln während der ganzen Durchführung

Desinfektion
- Beachtung der Konzentration und Einwirkungszeit bezüglich der Desinfektionslösung für den Abwurf benutzter Trachealkanülen

Sterilisation
- die Sterilisation erfolgt vorzugsweise in einer Plastikfolie eingeschweißt im Gassterilisator

Material
- Abwurfgefäß mit Desinfektionslösung
- die gebrauchten Trachealkanülen
- Reinigungsbürste
- Silberputzmittel
- Kompressen
- Blockermanschette
- Kanülenfixierband
- Plastikfolie und Schweißgerät

Durchführung
- gebrauchte Kanülen sofort in Desinfektionslösung abwerfen
- nach genügend langer Einwirkungszeit Kanüle gründlich mit Bürste unter fließendem Wasser abspülen
- sauber ablegen und abtrocknen
- vorpräparierte Manschette auf Außenteil aufziehen
- Kanülenfixierband an beiden Seiten der Kanüle befestigen
- Innenteil in Außenteil einsetzen
- Fixierband geordnet um die Kanüle wickeln
- ganze Kanüle mit eingelegtem Verschlußstöpsel für den Absaugstutzen in Plastikfolie einschweißen
- im Gassterilisator sterilisieren
- nach erfolgter Sterilisation Sterilität bis zur Wiederverwendung sicherstellen

Besonderheiten
- die Beschreibung der Durchführung bezieht sich auf die Silber-Beatmungskanüle mit herausnehmbarem Innenteil
- bei anderen Trachealkanülen ist sinngemäß zu verfahren
- die Manschettennummer soll um eine Nummer kleiner sein als die Kanülennummer
- die Manschette soll fest aufsitzen
- die Ballonzuleitung muß an der Kanüleninnenseite zu der entsprechenden Rille im Metallhügel führen

Fehler und Gefahren
- zu locker sitzende Manschetten begünstigen Verlegung der Kanülenöffnung durch Abrutschen der Manschette oder Vorwölbung des Ballons
- falsche Lage der Luftleitung führt zu deren Abknickung

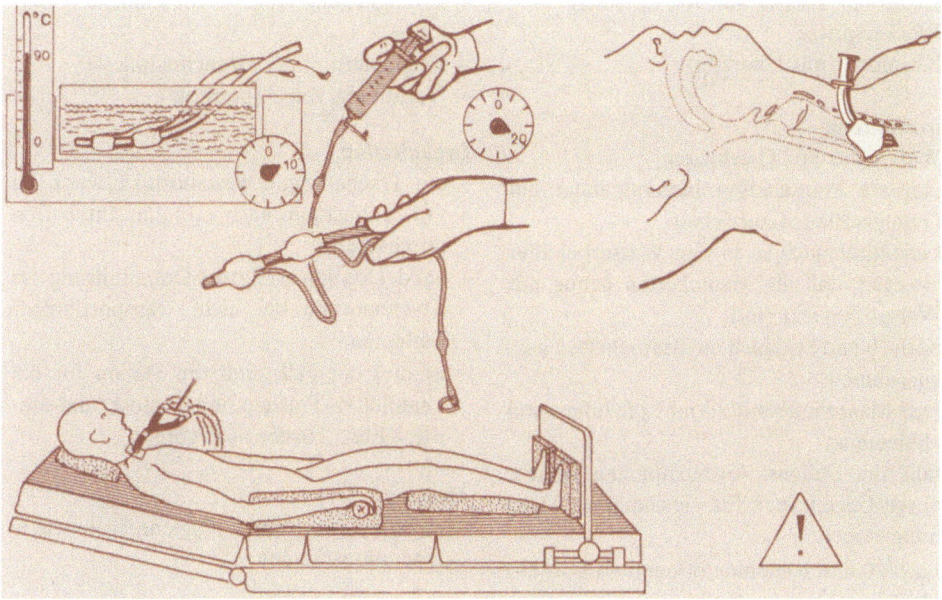

Abb. 50. Dehnung der Blockermanschette für die Silber-Trachealkanüle

Merke: Um Komplikationen durch den Manschettendruck nach Möglichkeit zu vermeiden, sollen die Manschetten für die Silberkanülen vor dem Gebrauch ausreichend gedehnt werden.

- fehlende Kontrollmöglichkeit der Ballonentfaltung am Kontrollballon der Luftleitung

7.2. Präparierung der Blocker-Manschette für die Silber-Trachealkanüle

Sinn
- Verminderung der Druckbelastung der Trachealwand von 150–200 mm Hg auf 40–50 mm Hg
- Erzielung gleichmäßiger Dehnung des Ballons

Organisation
- neue Blockermanschetten werden vor der Lagerung im Stationsdepot von den Pflegekräften des Außendienstes präpariert
- die Präparierung kann nach genauer Anweisung von zuverlässigen Pflegehilfskräften durchgeführt werden
- die präparierten Manschetten werden im Depot der Station bis zur Verwendung gelagert

Hygiene
- Beachtung allgemeiner Sauberkeitsregeln während der ganzen Durchführung

Material
- fester Gummischlauch (Außendurchmesser soll dem Manschettendurchmesser entsprechen)
- Trachealmanschetten

- Gefäß mit Wasser auf 90° C erhitzt
- Blockerspritze
- Klemmen (mit Überzug)

Durchführung
- Wasser auf 90° C erhitzen
- mehrere Manschetten hintereinander auf Gummischlauch aufziehen
- Gummischlauch so in den Wasserbehälter einlegen, daß die Manschetten genug mit Wasser bedeckt sind
- nach 10 min Schlauch mit Manschetten herausnehmen
- jede Manschette mit 20 ml Luft füllen und abklemmen
- falls die Ballons Ausbuchtungen zeigen, durch Gegendruck für gleichmäßige Dehnung sorgen
- nach 20 min Klemmen öffnen und Luft ablassen
- Manschetten sind nun gebrauchsfähig zum Aufziehen auf gereinigte Trachealkanülen

Besonderheiten
- die Dehnung des Ballons normaler Manschettengröße erfolgt mit 20 ml Luft
- bei kleineren Manschetten für Kinderkanülen ist entsprechend weniger Luft notwendig

Fehler und Gefahren
- ungleichmäßige Dehnung des Ballons verhindert gleichmäßige Druckverteilung in der Trachea
- Wasser über 90° C schädigt das Material
- Blähung im heißen Wasser läßt die Ballons platzen

7.3. Aufgaben des Pflegedienstes vor, während und nach der Tracheotomie

Sinn
- Verringerung des Totraumes
- Verbesserung der alveolären Ventilation
- Ermöglichung längerer maschineller Beatmung
- Erleichterung der Bronchialtoilette
- Verhütung von Aspiration

Organisation
- die Tracheotomie wird normalerweise im Operationsraum nach erfolgter Intubation durchgeführt
- auf der Station erfolgt die Durchführung der Tracheotomie bei nicht transportfähigen Patienten
- ist dies der Fall, muß die Station für ein komplettes Tracheotomiebesteck und sterile Kittel, Tücher usw. sorgen

Hygiene
- es gelten die gleichen Hygieneregeln wie in Operationsräumen

Desinfektion
- bezüglich Gebrauchsmaterial und Arbeitsflächen gelten die üblichen Desinfektionsregeln

Sterilität
- für die ganze Zeit der Durchführung muß die Sterilität des Materials und sterile Arbeitsweise gewährleistet sein

Material
- Narkose-, Intubations- und Spritzenset
- Beatmungs- oder Narkosegerät
- Absauggerät
- Absaugkatheter
- Einmalhandschuhe
- Rubenbeutel
- Trachealkanülen 3 verschiedene Größen steril mit Verschlußkappe für Absaugöffnung
- Blockerspritze
- Klemme
- Verbindungsschlauch steril
- Op-Lampe
- Verbandsmaterial
- Wundspray
- Silikonspray
- Hautdesinfektionsmittel
- Tracheotomiebesteck
- sterile Op-Kleidung und Gummihandschuhe
- sterile Abdecktücher

Aufgaben vor, während und nach der Tracheotomie

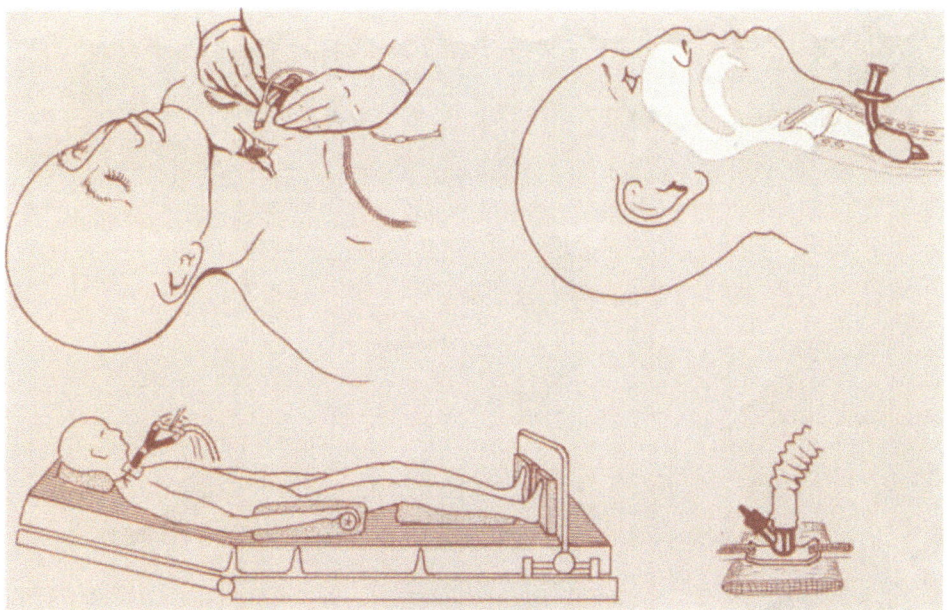

Abb. 51. Tracheotomie bei Intensivtherapiepatienten

Merke: Oft erfolgt die Tracheotomie der Intensivtherapiepatienten in geeigneten Räumen der Station und nicht im Operationssaal. Daher müssen die Pflegekräfte in der Intensivtherapie über die Belange des notwendigen Instrumentariums und der Assistenz informiert sein.

Verschiedene Kanülenarten:
- doppellumige Beatmungskanüle aus Silber mit seitlichem Absaugstutzen
- Gummikanülen (Rüsch usw.)
- flexible Latexkanülen (Rügheimer)
- Plastikkanülen (auch doppellumig)
- Sprechkanülen aus Metall oder Plastik

Vorteile der Beatmungskanüle aus Silber:
- dünnwandig und dadurch geringer Atemwegswiderstand
- formbeständig
- herausnehmbares Innenteil
- Reinigung des Innenteiles erspart Kanülenwechsel
- bakterizide Wirkung des Materials begünstigt Wundheilung
- gesonderter Beatmungsansatz
- dünnlumiger Absaugstutzen, dadurch kann das Innenlumen der Kanüle nie ganz durch den Absaugkatheter verlegt werden, was besonders wichtig bei Kindern ist
- die Beatmung wird während des Absaugens nicht unterbrochen
- durch Leckkompensation kann ausreichende alveoläre Ventilation während des Absaugens gewährleistet werden

Nachteile der Beatmungskanüle aus Silber:
- durch Kreisbogenprinzip unphysiologische starre Formgestaltung
- scharfkantiges Kanülenende
- nicht fixierte Blockermanschette

Vorteile anderer Kanülenarten:
- Gummi, Latex und Plastik sind weniger starr und nicht scharfkantig

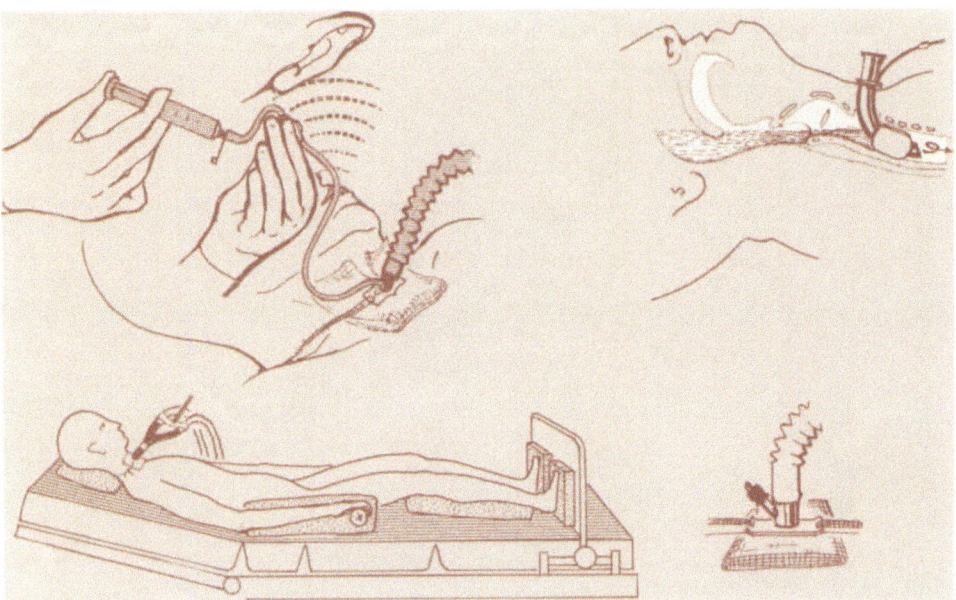

Abb. 52. Aufblasen der Blockermanschette der Trachealkanüle

Merke: Bei Aufblasen der Blockermanschette muß die Regel: „so wenig wie möglich und so viel wie nötig" streng eingehalten werden. Nur hierdurch kann einer allzu großen Schädigung einerseits und Aspiration andererseits vorgebeugt werden. Das Nachlassen des Manschettendruckes tritt im Laufe der Behandlung oft auf. Daher muß das Pflegepersonal diese Technik beherrschen.

Nachteile anderer Kanülenarten:
Kanülen aus Gummi und Latex:
– dickwandig und dadurch Erhöhung des Atemwegwiderstandes
– Material ist nicht bakterizid, darum ist häufiger Wechsel notwendig
– Gewebsreizung durch Material, dadurch schlechte Wundheilung
– die Kanülen haben keinen Beatmungs- und Absaugstutzen, diese können nur extra angebracht werden

Kanülen aus Plastik:
– bei Erwärmung vielfach nicht formbeständig
– kein gesonderter Beatmungs- und Absaugstutzen

Durchführung
– freien Zugang zum Kopf des Patienten sicherstellen
– Kopfbrett des Bettes abnehmen
– genügend Bewegungsfreiheit für bequeme und sterile Arbeitsweise sicherstellen
– Patienten richtig lagern (Nacken gut abstützen)
– Licht richtig einstellen
– Anaesthesisten bei der Intubation entsprechend assistieren
– nach Intubation und Sicherstellung der Beatmung beginnt der Eingriff wie jede andere Operation
– der für den Patienten verantwortlichen Pflegekraft obliegt dabei die Gewährleistung einer guten Assistenz und die Überwachung des Patienten

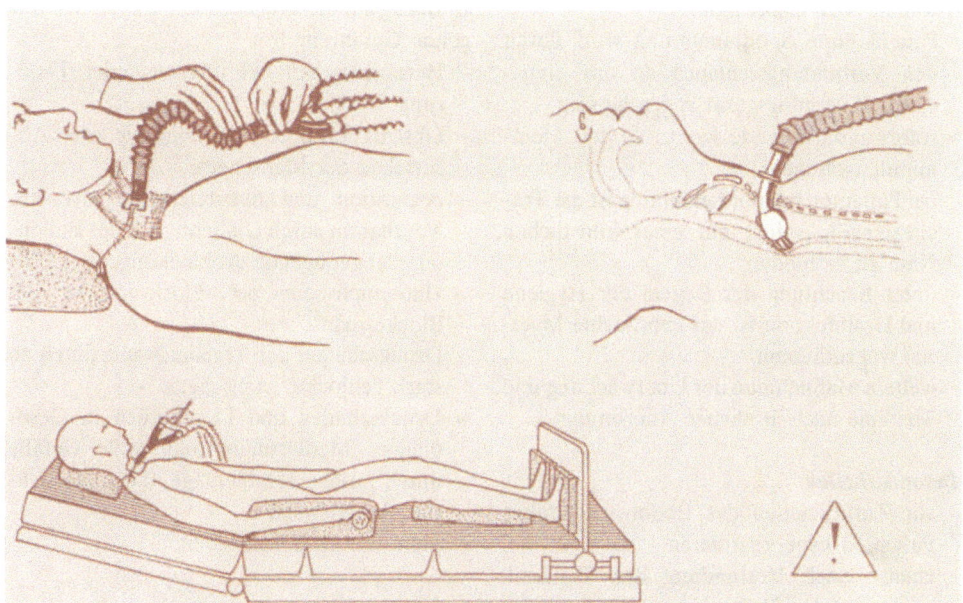

Abb. 53. Richtige Position der Trachealkanüle bei Beatmungspatienten

Merke: Metallkanülen werden nach Aufblockung der Blockermanschette in achsengerechter Mittelstellung in der Trachea fixiert. Jeder Zug am äußeren Ende der Kanüle kann einen direkten Kontakt zwischen der Kante der Trachealkanüle und der Trachealwand bewirken. Dies bringt die Gefahr der Verletzung und Fistelbildung mit sich. Atemschläuche müssen so fixiert werden, daß ein Zug an der Trachealkanüle in jedem Falle vermieden wird.

- Operationsfeld mit Desinfektionsmittel keimfrei machen
- Operateur und Assistent beim Anziehen der Kittel und Handschuhe helfen
- beim Abdecken des Operationsfeldes mit sterilen Tüchern assistieren
- die einzusetzende Trachealkanüle steril entnehmen und auf dem sterilen Tisch ablegen
- Verbindungsschlauch steril entnehmen und auf sterilem Tisch ablegen
- Innen- und Außenteil der Trachealkanüle innen und außen mit Silikon einsprayen
- Manschette auf richtigen Sitz und Dichtigkeit überprüfen
- Absaugöffnung mit Kappe verschließen
- Beatmungsansatz mit sterilem Konnektor verbinden

Nach erfolgter Tracheotomie wird
- das Außenteil der Kanüle gleitfähig gemacht
- mit entblockter Manschette in die Trachea eingeführt
- bei gleichzeitigem Zurückziehen des Endotrachealtubus wird die Trachealkanüle nachgeschoben und festgehalten
- Blockermanschette vorsichtig blocken
- das Innenteil mit aufgesetztem Verbindungsschlauch einführen
- Verbindungsschlauch an Rubenbeutel anschließen
- Patient wird beatmet, zuerst hyperventiliert
- es wird steril abgesaugt
- Wunde wird versorgt, ein Verband angelegt

- Kanüle wird exakt fixiert
- Patient ohne Spontanatmung wird durch den Verbindungsschlauch an das eingestellte Beatmungsgerät angeschlossen
- sofort anschließende Kontrolle des Atemminutenvolumens
- bei Patienten in Spontanatmung ist die Trachealkanüle sofort mit einer künstlichen Nase zu verbinden
- unter Beachtung der Regeln der Hygiene und Desinfektion ist das gebrauchte Material wegzuräumen
- weitere Maßnahmen der Überwachung und Therapie nach ärztlicher Anordnung

Besonderheiten
- vor Zurückziehen des Endotrachealtubus Patienten hyperventilieren
- ebenso nach Verbindung der Trachealkanüle mit dem Rubenbeutel
- Luft dehnt sich in Wärme aus, deshalb darf der Ballon der Trachealmanschette nur soweit geblockt werden, daß bei Beatmung keine Luft entweichen kann
- die Blockung ist später zu kontrollieren und nach Notwendigkeit zu korrigieren
- während der ganzen Durchführung auf ausreichendes steriles Absaugen achten
- Tamponade der Trachealwunde sichtbar fixieren
- Datum der Tamponlegung registrieren und auf rechtzeitige Entfernung achten
- gute Wundpflege und Verbandswechsel nach Notwendigkeit
- Ausfall der Funktion des Nasen-Rachenraumes soweit als eben möglich kompensieren

Fehler und Gefahren
Die Ausschaltung des Nasen-Rachenraumes bedingt für die Einatemluft fehlende
- Erwärmung
- Anfeuchtung
- Staubfilterung
- Bakterienschranke

Dieser Ausfall und die Notwendigkeit der häufigen Sekretabsaugung
- führt zur Schädigung des Flimmerepithels
- erhöht die Infektionsgefahr

In Bezug auf die Trachealkanüle bestehen folgende Gefahren:
- Herausrutschen bei ungenügender Fixierung
- Obstruktion durch Ballonhernie oder Abrutschen der Manschette
- Aspiration und unzureichende alveoläre Ventilation durch Undichtigkeit des Ballons oder ungenügende Abblockung
- Hautemphysem bei Hochrutschen der Blockermanschette
- Druckschäden der Trachealwand durch zu stark geblockte Manschette
- Druckschäden und Durchbruch in Oesophagus, Mediastinum und große Gefäße durch falsche Kanülenlage und unvorsichtige Arbeitsweise
- Stenosen als Spätschäden

7.4. Reinigung der Innenteile der Silber-Trachealkanüle

Sinn
- Entfernung von Trachealsekretborken
- Desinfektion

Organisation
- Reinigung erfolgt bei jedem Schichtwechsel durch zwei für den Patienten verantwortliche Pflegekräfte

Hygiene
- vor Beginn und nach Beendigung Hände waschen
- Beachtung der Hygieneregeln während der ganzen Durchführung

Desinfektion
- mildes Desinfektionsmittel mit guter Reinigungskraft in richtiger Konzentration

Sterilität
- während der Reinigung der Trachealkanüle Beatmung über sterilen Wendeltubus

Material
- Rubenbeutel mit Ventil

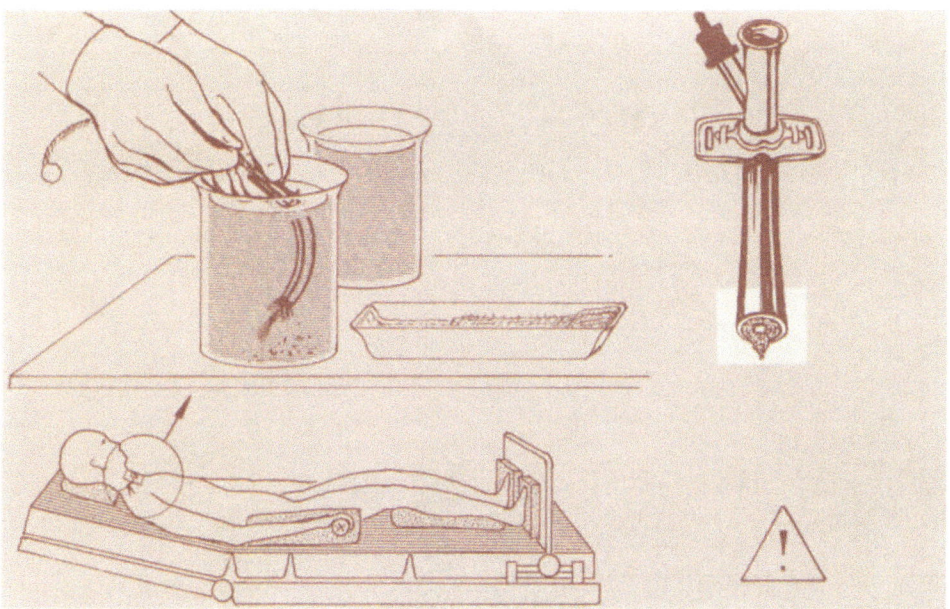

Abb. 54. Verlegung der Trachealkanüle durch eingetrocknetes Sekret

Merke: Kontinuierliches Ansteigen des Beatmungsdruckes oder eine Erhöhung der Frequenz bei druckgesteuerten Geräten kann die Folge zunehmender Verlegung der Trachealkanüle sein. Bei Silberkanülen kann man dieser Gefahr neben einer ausreichenden Befeuchtung der Einatemluft durch regelmäßiges Reinigen vorbeugen.

- Einmalhandschuhe
- steriler Wendeltubus
- steriler Verbindungsschlauch
- sterile Verschlußkappe
- sterilisierte Reinigungsbürste
- 1 Gefäß mit Desinfektionslösung
- 1 Gefäß mit sterilem Aqua dest.
- sterile Ablage mit Kompresse
- Silikonspray
- Abwurfgefäß mit Desinfektionslösung

Durchführung
- Hände waschen
- steriles Gefäß mit Desinfektionslösung füllen
- steriles Gefäß mit Aqua dest. füllen
- alle Gebrauchsgegenstände für bequeme Arbeitsweise plazieren
- Plastikhülle von Wendeltubus an der Konnektorseite aufschneiden und griffbereit legen
- beide Pflegekräfte sich gegenüber an beiden Bettseiten in Kopfnähe des Patienten stellen
- beide Pflegekräfte sterile Einmalhandschuhe an beiden Händen anziehen
- Wendeltubus steril entnehmen und mit dem Rubenbeutel verbinden
- Innenkanüle mit Verbindungsschlauch entfernen
- Wendeltubus schnell in die Silber-Trachealkanüle einführen und Patienten mit Rubenbeutel beatmen
- Innenkanüle vom Verbindungsschlauch lösen und Verbindungsschlauch und Verschlußkappe des Absaugstutzens in Desinfektionslösung abwerfen
- Innenkanüle in Gefäß mit Desinfektionslösung tauchen

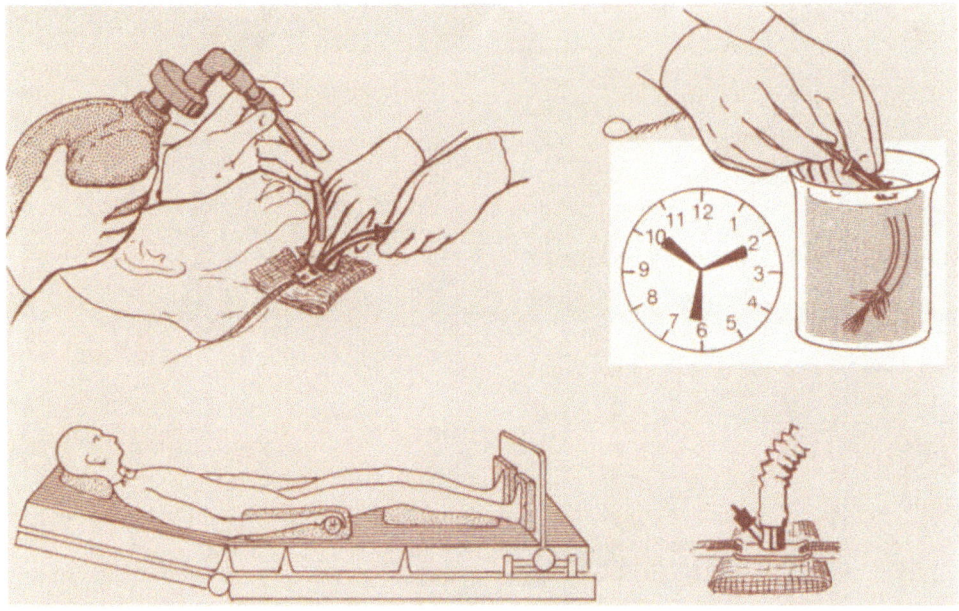

Abb. 55. Reinigung des Inntenteils der Trachealkanüle

Merke: Die Reinigung der Innenkanüle muß wegen der Gefahr der Verlegung täglich und regelmäßig vorgenommen werden. Zur Sicherstellung der Beatmung des Patienten erfolgt diese Maßnahme am besten während des Schichtwechsels.

- mit Bürste gründlich reinigen
- aus Desinfektionslösung herausnehmen
- in sterilem Aqua dest. abspülen
- auf steriler Ablage ablegen
- mit steriler Kompresse abtrocknen
- innen und außen mit Silikon einsprayen
- mit sterilem Verbindungsschlauch verbinden
- Absaugstutzen mit steriler Kappe verschließen
- Herausziehen des Wendeltubus
- Wendeltubus vom Rubenbeutel lösen und in Desinfektionslösung abwerfen
- schnelles Einführen der Innenkanüle
- schnelles Verbinden des Verbindungsschlauches mit Rubenbeutel
- Patienten mit Rubenbeutel beatmen
- Innenteil der Kanüle mit Riegel am Außenteil fixieren
- Rubenbeutel vom Konnektor abnehmen und Patienten über Konnektor wieder an das eingestellte Beatmungsgerät anschließen
- Atemvolumen kontrollieren
- bei Notwendigkeit Volumeneinstellung korrigieren
- Material wegräumen
- Arbeitsfläche desinfizieren
- Handschuhe abwerfen
- Hände waschen

Besonderheiten
- die Aufmerksamkeit ist immer auf die Sicherstellung einer ausreichenden Beatmung zu richten
- die Verbindungsschläuche sollen nicht zu lang sein und fest auf der Kanüle aufsitzen

Fehler und Gefahren
- zu seltene Reinigung führt zur Verlegung des Innenlumens der Kanüle durch borkiges Sekret
- ungenügende Reinigung und unkorrekte Durchführung begünstigt Infektionen
- Zug und Spannung an dem Verbindungsschlauch kann durch falsche Lage der Kanüle zu Druckschäden und Perforationen der Trachealwand führen

7.5. Wechsel der Tracheal-Kanüle

Sinn
Sicherstellung der Beatmung bei
- undichtem Ballon der Manschette
- abgerutschter Manschette
- Verlegung der Luftzufuhr durch Ballonhernie
- Verhütung von Wundinfektionen

Organisation
- Kanülenwechsel bei beatmeten Patienten erfolgt durch den behandelnden Arzt
- der für den Patienten verantwortlichen Pflegekraft obliegt die Vorbereitung und Assistenz

Hygiene
- Beachtung allgemeiner Hygieneregeln

Desinfektion
- schmutzigen Endotrachealtubus und Trachealkanüle nicht ablegen, sondern sofort in Desinfektionslösung abwerfen

Sterilität
- die Entnahme der alten Trachealkanüle und das Einsetzen der neuen Kanüle soll nach Möglichkeit unter Einhaltung einer sterilen Handhabung erfolgen

Material
- Laryngoskop
- Endotrachealtuben: 3 verschiedene Größen steril
- Führungsstäbe steril
- Tracheaspreizer steril
- Trachealkanülen: 3 verschiedene Größen steril
- Verbindungsschlauch steril
- Silikonspray
- Blockerspritze
- Klemme
- Handschuhe steril
- Schlitztuch steril
- eingeschnittene Kompressen steril
- Schere
- Lampe
- Abwurfeimer mit Desinfektionslösung

Durchführung
- freien Zugang zum Kopf des Patienten sicherstellen (evtl. Kopfbrett des Bettes abnehmen)
- Patienten richtig lagern: Schnüffelstellung, Nacken gut abgestützt
- Hände waschen
- alles benötigte Material auf einem fahrbaren Tisch für bequeme und aseptische Arbeitsweise herrichten
- Endotrachealtubus prüfen
- Laryngoskop prüfen
- Blockermanschette mit Luft füllen und Abklemmen
- Lampe richtig einstellen
- exakte Bronchialtoilette
- gründliche Mund- und Rachentoilette
- Magensonde öffnen, evtl. Magensaft absaugen
- Handschuhe abwerfen und neue sterile Handschuhe anziehen
- Blockermanschette entlasten
- sterile Trachealkanüle mit Silikon einsprayen und gleitfähig machen
- Patient wird intubiert und der Endotrachealtubus bis zu der Trachealkanüle vorgeschoben
- Lösung der Fixierung der Trachealkanüle und Druckentlastung der Blockermanschette
- Herausnahme der alten Kanüle und Einführung der neuen Kanüle erfolgt in Anpassung an die In- und Extubation
- während der ganzen Durchführung kontinuierliche Beatmung sicherstellen
- die durch den Wechsel bedingte Unterbre-

chung der Beatmung durch vorausgehende und nachfolgende Hyperventilation mit Rubenbeutel ausgleichen
- ausreichende Wundversorgung
- Fixierung der Trachealkanüle
- Anschluß des Patienten an das Beatmungsgerät
- Volumenkontrolle
- unter Beachtung der Regeln der Hygiene und Desinfektion das gebrauchte Material wegräumen

Besonderheiten
- Silber-Trachealkanülen sind nur bei absoluter Notwendigkeit zu wechseln
- Trachealkanülen aus anderem Material müssen häufig gewechselt werden (Literaturangaben schwanken zwischen 12 und 48 Std)
- bei relaxierten Patienten sollte der Kanülenwechsel unter gleichzeitiger Intubation erfolgen
- bei spontan atmenden Patienten erübrigt sich bei guter Vorbereitung eine Intubation
- letzte Sondennahrung sollte mindestens 3 Std zurückliegen

Fehler und Gefahren
- jeder Kanülenwechsel bedeutet beim relaxierten Patienten trotz Intubation kurzfristige Unterbrechung der Beatmung
- Aspiration durch Sekret aus dem Nasen-Rachenraum oder Reflux aus dem Magen
- Infektion durch unsterile Arbeitsweise
- Verletzungen durch unvorsichtige Arbeitsweise
- lebensgefährliche Blutungen infolge Gefäßverletzung
- Perforation in Oesophagus oder Mediastinum durch Trachealwandschädigung
- Schleimhautverletzung

Ist die Ein- und Ausatmung so gestört, daß Eintreffen des Arztes nicht abgewartet werden kann, muß die für den Patienten veranwortliche Pflegekraft sofort und überlegt handeln:
- Alarmknopf drücken
- Notbesteck griffbereit legen
- Blockung der Trachealkanüle ablassen
- Kanüle herausziehen
- einen Endotrachealtubus in die Trachea einführen und abblocken
- sofort mit Rubenbeutel unter O_2-Anschluß hyperventilieren

Wenn Tubuseinführung in Trachea unmöglich:
- Tracheostoma mit Hand verschließen
- bei rekliniertem Kopf Mund zu Mund-Beatmung oder Rubenbeutelbeatmung mit Maske bis Arzt kommt
- Blutungen aus arteriellen Gefäßen sind meist nicht zu stillen
- Kompression versuchen

7.6. Verbandswechsel am Tracheostoma

Sinn
- Verhütung von Wundinfektion
- Behandlung von Wundinfektionen
- Vermeidung von Druckulzera durch den Kanülenrand

Organisation
- der Verbandswechsel erfolgt nach Notwendigkeit oder ärztlicher Anordnung durch die für den Patienten verantwortliche Pflegekraft

Hygiene
- allgemeine Hygieneregeln beachten

Desinfektion
- benötigte Instrumente nach Gebrauch in Desinfektionslösung abwerfen

terilisation
- jeder Verbandswechsel ist unter sterilen Kautelen durchzuführen

Material
- eingeschnittene Kompresse steril
- Watteträger steril
- Pinzette steril
- Dijozol
- Kanülenband

- Schere
- Pflaster schmal

Durchführung
- Hände waschen
- Material für bequeme und sterile Arbeitsweise richten
- vorsichtige Entfernung des alten Verbandes ohne Lageveränderung der Kanüle
- mit linker Hand Fixierung der Kanüle
- mit rechter Hand Lösung und vorsichtige Entfernung des Kanülenbandes
- Desinfizieren der Haut um die Tracheostomawunde mit Dijozol
- mit Pinzette vorsichtig sterile eingeschnittene Kompresse von unten unter der Kanülenplatte durchziehen
- neues Kanülenband einziehen
- linke Hand: Kanüle loslassen und mit Kanülenband fixieren
- Kompressen-Schnittkanten über der Kanüle zusammenziehen und mit schmalem Pflaster fixieren
- Material wegräumen
- Hände waschen

Besonderheiten
- für die ganze Zeit, in der das alte Fixierband gelöst und das neue noch nicht verknotet ist, muß die Kanüle mit der Hand festgehalten werden
- bei frischer Tracheotomie nimmt der Arzt den ersten Verbandswechsel vor
- die liegende Tamponade zieht der Arzt heraus
- durch Blutverkrustung festgeklebten Verband vorsichtig durch Anfeuchtung mit Wasserstoffsuperoxyd lösen
- der Verband soll nicht auf die Haut geklebt werden
- der Verband soll Luftzutritt für die Wunde ermöglichen
- Verbandswechsel nach den ersten 3 Tagen mindestens 1 × in 24 Std

Fehler und Gefahren
- Herausrutschen der Kanüle wegen mangelhafter Fixierung während der Durchführung
- Wundinfektion durch unsterile Arbeitsweise
- Verletzungen durch unvorsichtige Arbeitsweise
- feuchte Verbände begünstigen Bakterienwachstum und sind deshalb sofort zu erneuern

8. Behandlungspflege bei tracheotomierten Patienten

8.1. Künstliche Nase

Sinn

Verbesserung der Lungenfunktion durch:
- Ersatz der durch die Tracheotomie für die Atmung ausgefallenen Funktion des Nasenrachenraumes
- Verhütung und Behandlung krankhafter Veränderungen der Luftwege

Organisation
- bei jedem spontan atmenden tracheotomierten Patienten ist der Trachealkanüle eine künstliche Nase vorzuschalten
- Anbringung und Wechsel erfolgt durch die für den Patienten verantwortliche Pflegekraft

Hygiene
- Beachtung allgemeiner Hygieneregeln
- sterile Einmalhandschuhe beim Lösen und Befestigen der künstlichen Nase an der Trachealkanüle

Desinfektion
- künstliche Nase mit Verbindungsschlauch sofort nach Gebrauch in Desinfektionslösung abwerfen

Sterilität
- nur sterilisierte künstliche Nasen und Verbindungsschläuche benutzen

Material
- künstliche Nase
- Konnektor
- Einmalhandschuhe steril
- Kompresse
- Pflaster
- Schere

Durchführung
- Hände waschen
- sterile Handschuhe anziehen
- künstliche Nase und Verbindungsschlauch aus der sterilen Hülle entnehmen und miteinander verbinden
- Verbindungsschlauch vorsichtig ohne Druck auf die Trachealkanüle über dem Beatmungsstutzen aufziehen
- Kompresse auf dem Thorax des Patienten unter die künstliche Nase legen
- künstliche Nase und Kompresse mit Pflaster leicht auf dem Thorax des Patienten fixieren
- die Fixierung darf nicht durch Zug die Lage der Trachealkanüle beeinträchtigen

Besonderheiten
- Verbindungsschlauch und künstliche Nase sind alle 12 Std gegen neue sterile auszuwechseln
- durch das Metallsieb der künstlichen Nase wird die Wärme und Feuchtigkeit der Ausatemluft festgehalten
- sie steht dann für Erwärmung und Anfeuchtung der Einatemluft zur Verfügung
- das Sieb dient gleichzeitig als Filter der Einatemluft
- über einem seitlichen Stutzen kann O_2 in die künstliche Nase geleitet werden
- benötigt der Patient eine stärkere Anfeuchtung der Einatemluft, so ist zusätzlich auf das Sieb der Nase der Nebel eines Ultraschallverneblers zu leiten
- jeder tracheotomierte Patient in Spontanatmung sollte nur über eine künstliche Nase atmen (Ausnahme: Sprechkanüle, Dauerkanülenträger)
- künstliche Nasen, die direkt auf die Kanülen aufgesetzt werden, sind unvorteilhaft, sie haben Nachteile wie:
Druck auf die Kanüle und
Verstopfung durch abgehustetes Sekret

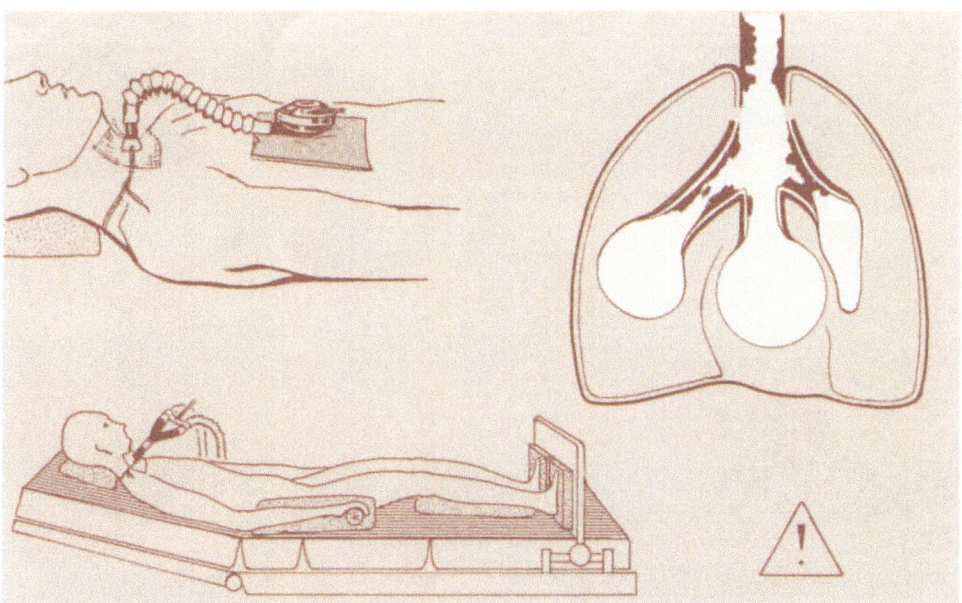

Abb. 56. Künstliche Nase bei tracheotomierten Patienten

Merke: Die Aufhebung der Funktion des Nasen-Rachenraumes wie Befeuchtung und Erwärmung der Einatemluft durch Tracheotomie bringt die Gefahr der Sekreteintrocknung in den Bronchien und damit die Verlegung der Atemwege mit sich. Das Anschließen der sogenannten Nase ist eine der effektiven Vorbeugemaßnahmen.

Fehler und Gefahren
- unsaubere Arbeitsweise und Nichtbeachtung der 12-Std-Grenze beim Wechsel gegen frisch sterilisierten Konnektor und künstliche Nase erhöht die Infektionsgefahr
- falsche Fixierung bedingt falsche Kanülenlage und begünstigt Druckschäden an der Trachealwand

8.2. Lagewechsel zur Verbesserung der Lungenfunktion

Sinn
- Verbesserung des Gasaustausches in der Lunge durch zusätzliche Seitwärtsdrehung des Patienten

Organisation
- der Lagewechsel erfolgt zusätzlich zur Seitenlagerung des Patienten durch die für den Patienten verantwortliche Pflegekraft
- der Lagewechsel erfolgt durch Kippen des Bettes

Hygiene
- entfällt

Desinfektion
- entfällt

Sterilisation
- entfällt

Material
- Lagerungskissen

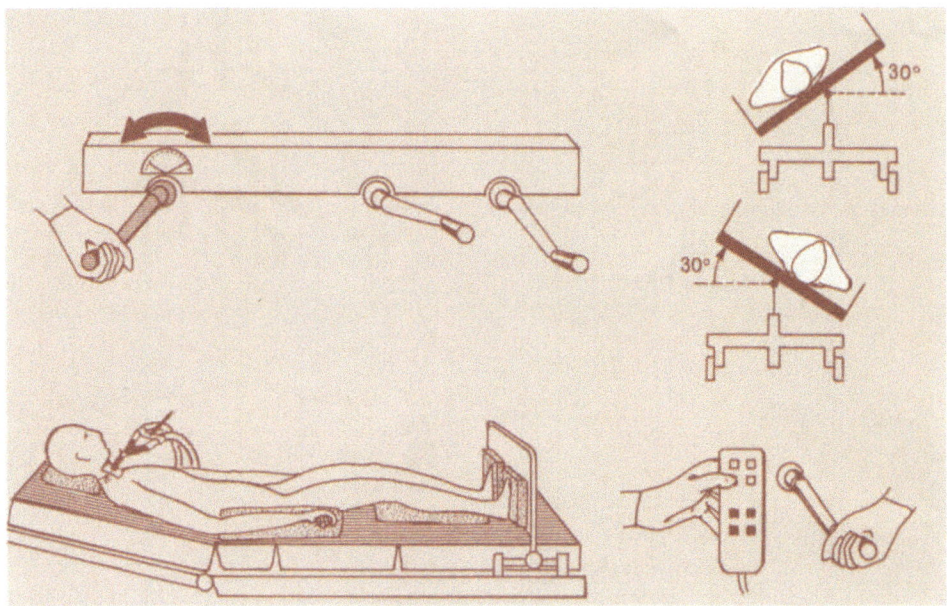

Abb. 57. Seitliche Lagerung des Patienten in der Intensivtherapie

Merke: Im Rahmen der Dekubitus- und Pneumonieprophylaxe werden Intensivtherapiepatienten in regelmäßigen Zeitabständen auf die Seite gelagert. Eine zusätzliche seitliche Drehung mit Hilfe des Bettes kann wesentlich dazu beitragen, daß Störungen der Sauerstoffaufnahme in der Lunge auf ein Minimum reduziert werden. Aus diesen Gründen sollen Betten, die diese Möglichkeit bieten, in der Intensivtherapie bevorzugt zur Anwendung kommen.

Durchführung
- Halterung der Beatmungsschläuche entsprechend einstellen
- Infusionsleitung und Drainagen so einstellen, daß sie bei Drehung des Bettes nicht herausgezogen werden
- Bett jedesmal um etwa 15° seitwärts kippen
- bei Rückenlage des Patienten Kippen des Bettes in festgelegter Reihenfolge nach beiden Seiten hin
- liegt der Patient in Seitenlage, erfolgt das Kippen des Bettes nur nach der Seite, in die der Rücken des Patienten weist
- falls notwendig mit zusätzlichen Lagerungskissen den Patienten abstützen
- nach Durchführung Beatmungsschläuche, Infusionsleitungen und Drainagen kontrollieren
- Vorgang entsprechend der Anordnung des Arztes wiederholen

Besonderheiten
- für Patienten mit Thoraxverletzungen und Lungenkompressionen verbietet sich meist eine vollständige Seitenlagerung, sie werden oft nur durch Seitwärtskippen des Bettes zur Seite hin gelagert

Fehler und Gefahren
- zu seltener Lagewechsel führt zu langdauernder Minderbelüftung einzelner Lungenabschnitte und begünstigt Atelektasenbildung

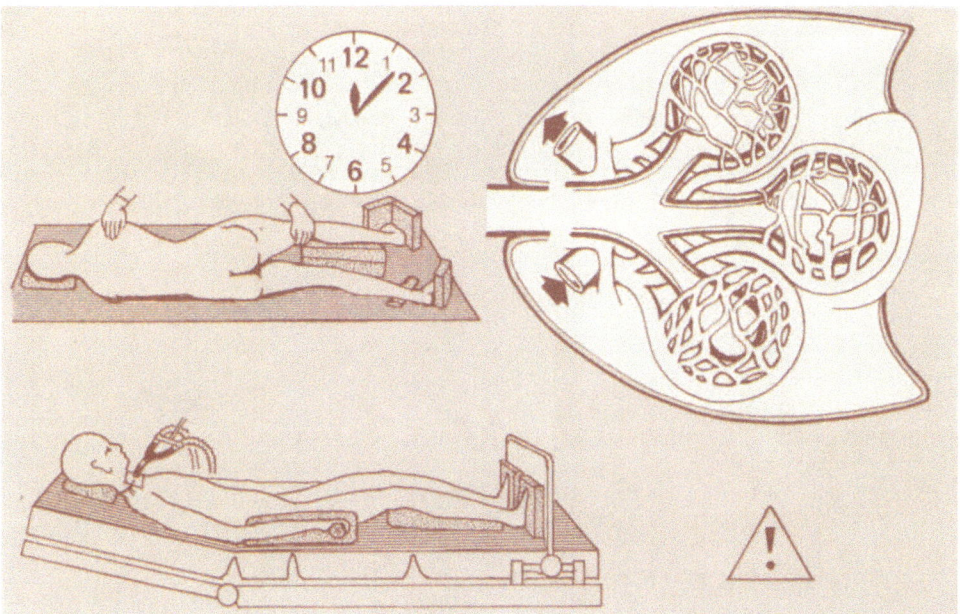

Abb. 58. Zusätzliche Drehung des Patienten mit Hilfe der Verstellung des Patientenbettes

Merke: In den unten liegenden Lungengebieten tritt infolge Einwirkung der Schwerkraft eine Flüssigkeitsansammlung zwischen Lungenkapillaren und Alveolen auf, die eine zusätzliche Störung des Gasaustausches in der Lunge bewirkt. Dieser Gefahr soll bei inmobilisierten Patienten durch zusätzliche Drehung durch Verstellung des Bettes vorgebeugt werden.

8.3. Thoraxvibrationsbehandlung

Sinn
- Pneumonieprophylaxe
- Sekretlösung
- Verbesserung der Lungenfunktion

Organisation
- die Durchführung erfolgt durch Krankengymnastinnen und als Aushilfe durch die für den Patienten zuständige Pflegekraft
- Länge und Häufigkeit der Behandlung entsprechend Notwendigkeit und ärztlicher Verordnung

Hygiene
- Beachtung der allgemeinen Hygieneregeln

Desinfektion
- entfällt

Sterilisation
- entfällt

Material
- für maschinelle Methode: elektrisches Vibriergerät (Vibrax)
- Watte als Unterlage

Durchführung

Manuelle Methode:
- Patienten so lagern, daß zu behandelnde Thoraxabschnitte gut zugängig sind
- Aufsetzen der Handflächen
- Erschütterung durch Vibration der aufgesetzten Hände in der Ausatemphase

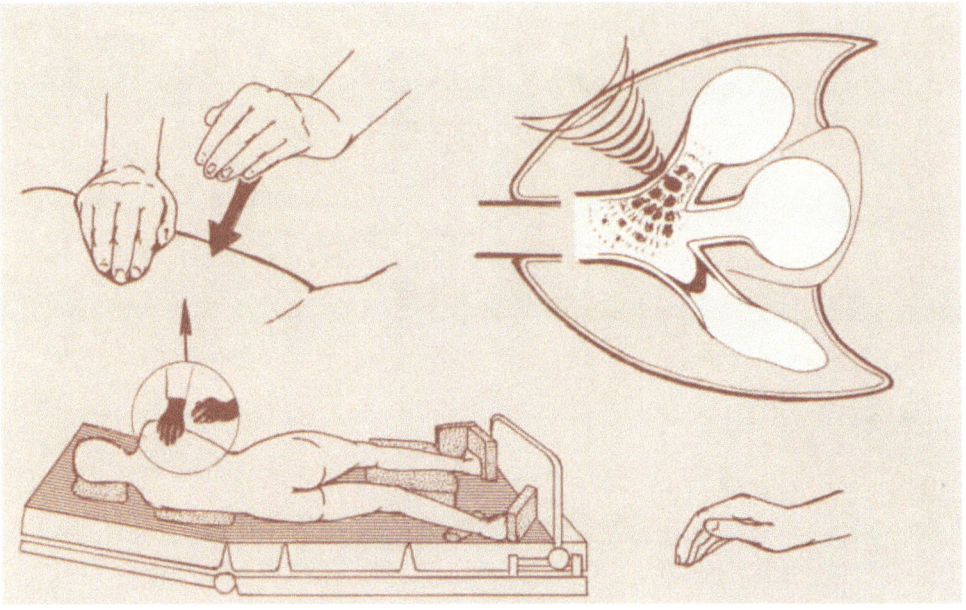

Abb. 59. Thoraxvibration durch Klopfen mit der Hand bei Intensivtherapiepatienten

Merke: Durch Aufhebung der Schließfunktion der Stimmbänder durch die Tracheotomie ist ein effektives Abhusten nicht mehr möglich. Bei relaxierten Patienten sind Hustenbewegungen überhaupt nicht möglich. Somit besteht die Gefahr der Verlegung der kleinen Bronchien durch Sekrettropfen. Diese können mit Hilfe der Thoraxvibration durch Klopfen zerrüttelt werden. Die Handlung muß mit hohler Hand und nicht mit flacher Hand vorgenommen werden.

- in der Einatemphase Hände von Thorax abnehmen
- Vibration auf beiden Seiten am unteren lateralen Brustkorbrand beginnen und in Richtung Brustbein fortsetzen
- Klopfung mit der hohlen Hand oder der leicht geschlossenen Faust kann die Wirkung der Sekretlösung verstärken
- mehrmals wiederholen, bis genügend Sekretlösung erreicht ist
- anschließend Sekret absaugen
- Lunge mittels Rubenbeutelbeatmung blähen

Maschinelle Methode:
- Patienten wie unter manueller Methode beschrieben lagern
- Watte auf Thorax auflegen
- Vibrax auf Watte aufsetzen und einschalten
- während der Ausatemphase Vibration durch leichtes Nachdrücken des Gerätes unterstützen
- während der Einatemphase Gerät abheben
- mehrmals wiederholen, bis genügend Sekretlösung erreicht ist
- anschließende Maßnahmen wie bei manuell beschrieben durchführen

Besonderheiten
- Länge und Häufigkeit der Behandlung nach Notwendigkeit und ärztlicher Anordnung
- morgens ist die erste Behandlung besonders gründlich so lange durchzuführen, bis die

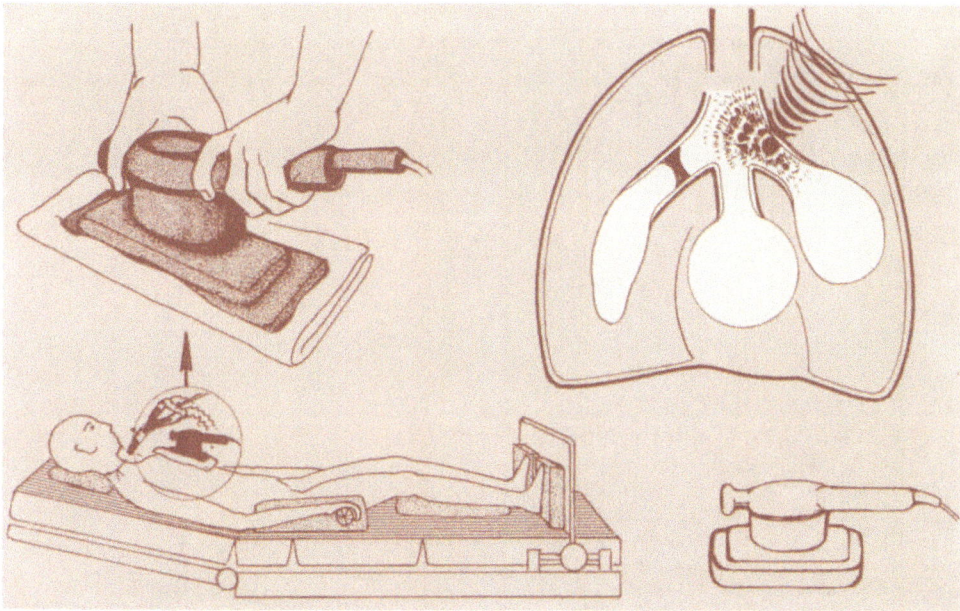

Abb. 60. Thoraxvibration mit Vibrator

Merke: Die manuelle Thoraxvibration kann sinnvoll durch Anwendung von Vibratoren ergänzt werden. Die Wirkung ist prinzipiell die gleiche wie bei der manuellen Thoraxvibration. Die Anwendung muß hautschonend und entsprechend den jeweiligen ärztlichen Anweisungen erfolgen, um zusätzliche Schädigungen, z.B. bei Rippenfrakturen, zu vermeiden.

- evtl. nachts entstandene Sekretverhaltung ausreichend gelöst ist
- nachts ist die Behandlung durch die verantwortlichen Pflegekräfte entsprechend der Notwendigkeit und den Möglichkeiten durchzuführen
- bei relaxierten und beatmeten Patienten ist bei der Durchführung Anpassung an den Rhythmus des Beatmungsgerätes erforderlich
- bei Thoraxwandverletzung darf die Behandlung nur streng nach ärztlicher Anordnung erfolgen

Fehler und Gefahren
- Druck auf den Thorax während der Einatemphase behindert die Atmung durch Widerstandserhöhung
- fehlende oder unzureichende Zwischenpolster führen bei Anwendung des Vibriergerätes zu Hautschäden
- ungenügende und unsachgemäße Durchführung erzielt nicht den gewünschten Effekt und begünstigt die Verschlechterung der Lungenfunktion
- Vibration mit Druckanwendung auf der verletzten Seite bei Thoraxwandverletzungen kann zu weiterer Schädigung des Lungengewebes führen

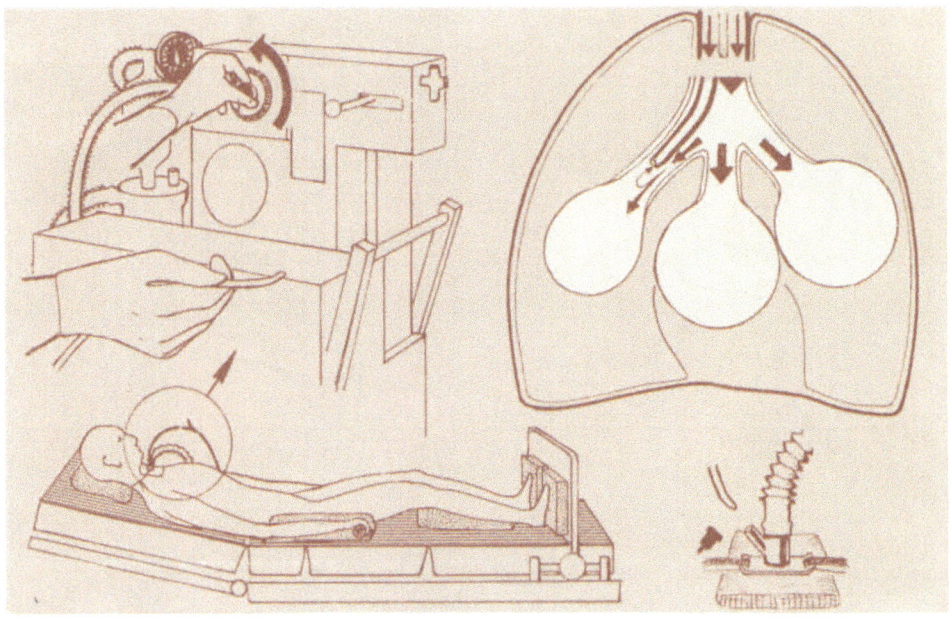

Abb. 61. Sicherstellung der kontinuierlichen Ventilation bei volumengesteuerten Geräten während des endobronchialen Absaugens

Merke: Wegen der Gefahr der Hypoventilation und im Interesse einer schonenden und effektiven Arbeitsweise muß bei Beatmung mit volumengesteuerten Geräten das Atemhub- bzw. Minutenvolumen beim Beginn des Absaugvorganges ausreichend erhöht werden.

8.4. Endobronchiales Absaugen bei Intensivtherapiepatienten

Sinn
– Entfernung von Sekreten aus der Trachea und den Hauptbronchien
– Kompensation des abgeschwächten oder aufgehobenen Hustenvorganges

Organisation
– die Durchführung erfolgt durch die für den Patienten verantwortlichen Pflegekraft nach Notwendigkeit und nach ärztlicher Anordnung

Hygiene
– Beachtung allgemeiner Hygieneregeln

Desinfektion
– entfällt

Sterilisation
– endobronchiales Absaugen hat unter sterilen Kautelen zu erfolgen
– sterile Einmalhandschuhe
– sterile Absaugkatheter

Material
– funktionsfähiges Absauggerät mit Sekretflasche und Spülgefäß
– Y-Verbindungsstück
– Einmal-Absaugkatheter steril
– Einmal-Handschuhe steril

Durchführung
– Hände waschen

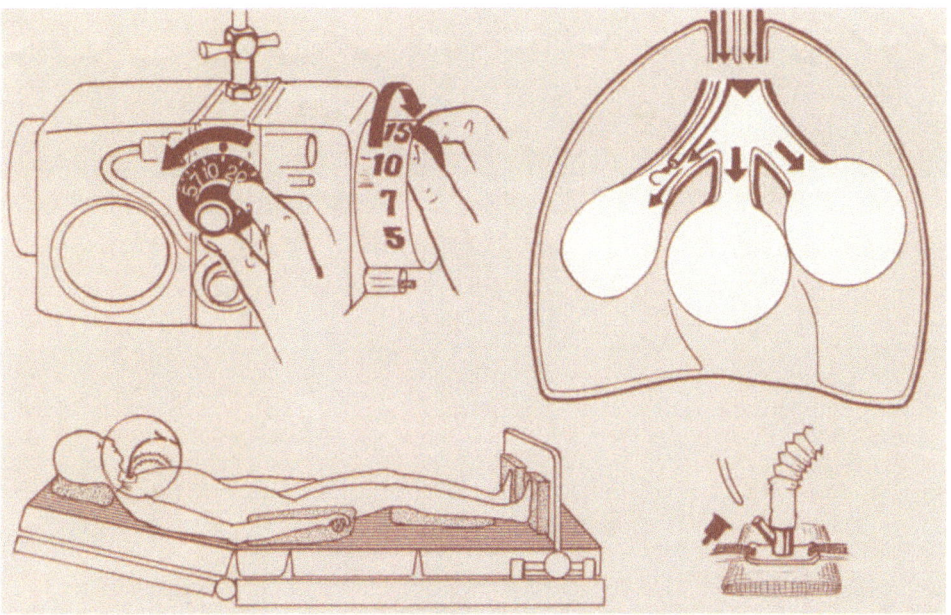

Abb. 62. Sicherstellung der kontinuierlichen Ventilation bei druckgesteuerten Beatmungsgeräten während des endobronchialen Absaugens

Merke: Bei der Beatmung mit druckgesteuerten Geräten müssen Beatmungsdruck und Flow beim Beginn des Absaugvorganges erhöht werden. Nur so kann eine ausreichende Lungenventilation für die Zeit des Absaugens aufrecht erhalten werden.

- Aufschneiden von Katheter- und Handschuhhülle
- Handschuh an die rechte Hand anziehen
- mit linker Hand Katheterhülle zurückziehen
- mit rechter Hand Katheter steril entnehmen und kurz fassen
- sterilen Katheter mit unsterilem Y-Stück des Absaugschlauches verbinden
- linke Hand: Gerät einschalten
- Abnehmen des schwarzen Gummistöpsels von der Seitenöffnung der Kanüle und steril ablegen
- bei volumengesteuertem Gerät Volumen erhöhen, bis Manometer gleichen Beatmungsdruck wie vorher anzeigt
- bei druckgesteuertem Gerät Druck und Flow erhöhen, bis ausreichende Ventilation erfolgt (genaue Kontrollmöglichkeit fehlt)
- rechte Hand: tiefes Einführen des Absaugkatheters
- linker Daumen: Verschließen des noch offenen Y-Teiles
- rechte Hand: langsames Herausziehen des Absaugkatheters unter drehenden Bewegungen, Pendelbewegungen sind zu unterlassen
- Wiederholen dieses Vorganges nach Notwendigkeit
- linke Hand: Beatmungsgerät einstellen wie es vor dem Absaugen eingestellt war
- mit schwarzem Gummistöpsel die Seitenöffnung der Kanüle schließen
- Absaugkatheter und Handschuh abwerfen
- Blähung der Lunge vornehmen
- Beatmungsgerät und Beatmung kontrollieren

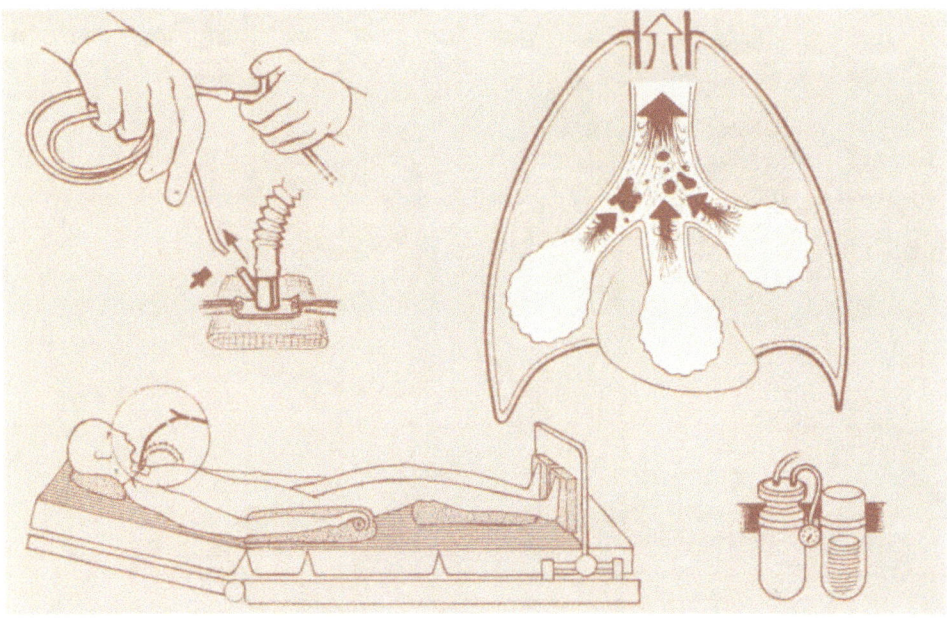

Abb. 63. Endobronchiales Absaugen bei Intensivtherapiepatienten

Merke: Das regelmäßige sterile Absaugen ist bei Beatmungspatienten eine der wichtigsten Maßnahmen der Behandlungspflege. Diese Maßnahme muß mit absoluter Präzision vom Pflegepersonal vorgenommen werden.

Besonderheiten
- gezieltes Absaugen der rechten und linken Lungenseite läßt sich durch entgegengesetzte Kopfdrehung des Patienten erleichtern
- sollte bei intubierten Patienten eine Anfeuchtung des Absaugkatheters ausnahmsweise notwendig werden, so soll sie mit sterilem Aqua dest. erfolgen
- Absaugen führt ohne Leckkompensation zu erheblichen Hypoxien
- Einhaltung genügend langer Pausen zwischen den einzelnen Absaugungen
- bei kreislauflabilen Patienten, besonders bei Kindern, kontinuierliche Kreislaufüberwachung
- bei Notwendigkeit vor und nach dem Absaugen kurze O_2-Beatmung
- Lungenspülungen oder Medikamenteninstillation nur durch Ärzte
- Patienten, die bei Bewußtsein sind, zum Husten auffordern

Fehler und Gefahren
- unsterile Arbeitsweise verschlechtert durch Infektion die Lungenfunktion
- Flimmerepithel und Schleimhaut werden geschädigt durch:
Sogaufbau während der Kathetereinführung
rauhe Katheterspitzen
traumatische Durchführung
- seitliche Katheteröffnungen führen bei Sekretverlegung der endständigen Öffnung zum Festsaugen an der Schleimhaut
- zu langes Absaugen und traumatische Durchführung kann Extrasystolen bis zum Herzstillstand verursachen
- fehlende Leckkompensation bedingt unzureichende alveoläre Ventilation und begünstigt Atelektasenbildung

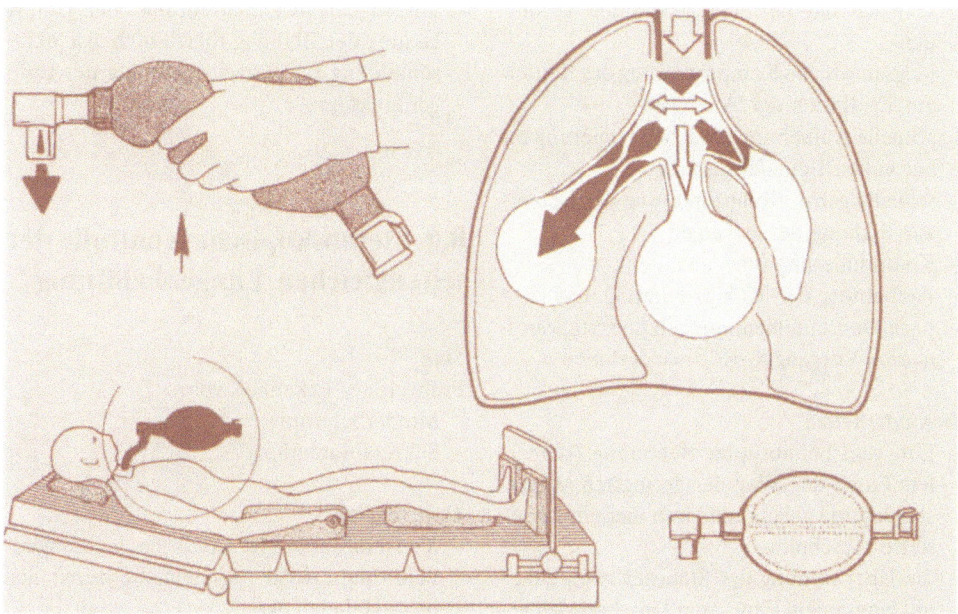

Abb. 64. Blähung der Lunge bei Intensivtherapiepatienten

Merke: Bei Beatmungspatienten muß durch regelmäßige Blähung eine Prophylaxe der Atelektasebildung vorgenommen werden. Nicht alle Beatmungsgeräte sind in der Lage, die sogenannte Seufzeratmung nachzuahmen. Insbesondere muß immer nach endobronchialem Absaugen die Dehnung der Lunge vorgenommen werden.

- zu seltenes und unzureichendes Absaugen führt durch Sekretansammlung zur Erhöhung des Atemwiderstandes und zur Erschwerung des Gasaustausches

8.5. Blähung der Lunge

Sinn
- Anwendung verschiedener Beatmungsdrucke als Ausgleich der starren maschinellen Beatmung
- Atelektasen-Prophylaxe
- Sprengung vorhandener Atelektasen

Organisation
- Durchführung erfolgt im Anschluß an jedes endotracheale Absaugen durch die für den Patienten verantwortliche Pflegekraft

Hygiene
- Beachtung allgemeiner Hygieneregeln
- Rubenbeutel nie auf das Bett ablegen
- zwischenzeitliche Deponierung des Rubenbeutels muß diesen möglichst vor Keimbefall schützen

Desinfektion
- entfällt

Sterilität
- entfällt

Material
- Rubenbeutel mit Ventil
- bei Bedarf O_2-Zuleitung

Durchführung
- nach Beendigung des Absaugvorganges Beatmungsbeutel über den Verbindungs-

schlauch mit der Trachealkanüle verbinden
- langsame halbe Komprimierung des Beutels zur Eröffnung der Atemwege
- schnelle Aufhebung der Komprimierung bis zur vollen Beutelentfaltung
- schnelle ganze Komprimierung des Beutels zur Blähung der Alveolen
- Komprimierung kurz anhalten
- Aufhebung der Komprimierung und 1–2 normale Beutelbeatmungen durchführen
- ganzen Vorgang 5–10 × wiederholen

Besonderheiten
- Luft geht bei abrupter Beatmung (schnellem Flow) den Weg des geringsten Widerstandes und gelangt dadurch nicht in stenosierte Abschnitte
- die Überwindung der Stenosen muß daher mit langsamem Flow- und Druckanstieg erfolgen (langsame Komprimierung des halben Beutels)
- das Einsetzen der nachfolgenden Blähung darf der zur Eröffnung der Atemwege eingebrachten Luft keine Zeit zum vorzeitigen Ausströmen lassen
- diese Technik erlaubt das Einbringen des $1^1/_2$ fachen Beutelvolumens
- auch bei Beatmungsgeräten mit automatischer Seufzeratmung kann nicht auf die Blähung mit dem Rubenbeutel nach jedem Absaugen verzichtet werden
- der beim Absaugen erzeugte Sog begünstigt das Kollabieren von Alveolen
- nur eine an jeden Absaugvorgang anschließende Blähung der Lunge kann eine Atelektasenbildung verhüten

Fehler und Gefahren
- zu schnelle abrupte Komprimierung eröffnet nicht die stenosierten Lungenabschnitte
- zu großer Zeitabstand zwischen Luftwegfüllung und zweiter Komprimierung des Atembeutels verhindert durch Entweichen der eingebrachten Luft den Bläheffekt
- kontinuierliche, länger anhaltende Blähung ohne Zwischenschaltung normaler Beatmungsstöße führt durch erhöhten Thoraxinnendruck zu Blutdruckabfall
- unsachgemäße Durchführung oder Unterlassung der Blähung führt durch Atelektasenbildung zur Verschlechterung der Lungenfunktion

8.6. Stethoskopische Kontrolle der seitengleichen Lungenbelüftung

Sinn
Frühzeitiges Erkennen von:
- Minderbelüftung
- Sekretansammlung

Organisation
- die stethoskopische Kontrolle der Lungenbelüftung erfolgt routinemäßig durch den behandelnden Arzt
- die für den Patienten verantwortlichen Pflegekräfte sollten während ihrer Schicht mehrmals die einzelnen Lungenabschnitte mit dem Stethoskop abhören

Hygiene
- Beachtung der allgemeinen Hygieneregeln

Desinfektion
- entfällt

Sterilität
- entfällt

Material
- Stethoskop

Durchführung
- mehrmals täglich die einzelnen Lungenabschnitte mit dem Stethoskop abhören
- besonders die Lungenspitzen und die lateralen Anteile abhören
- auf beidseitige gleichmäßige Belüftung aller Abschnitte achten
- in Seitenlage auch Rückenpartien abhören

Besonderheiten
- Rassel- und Brodelgeräusche bedeuten Sekretansammlung

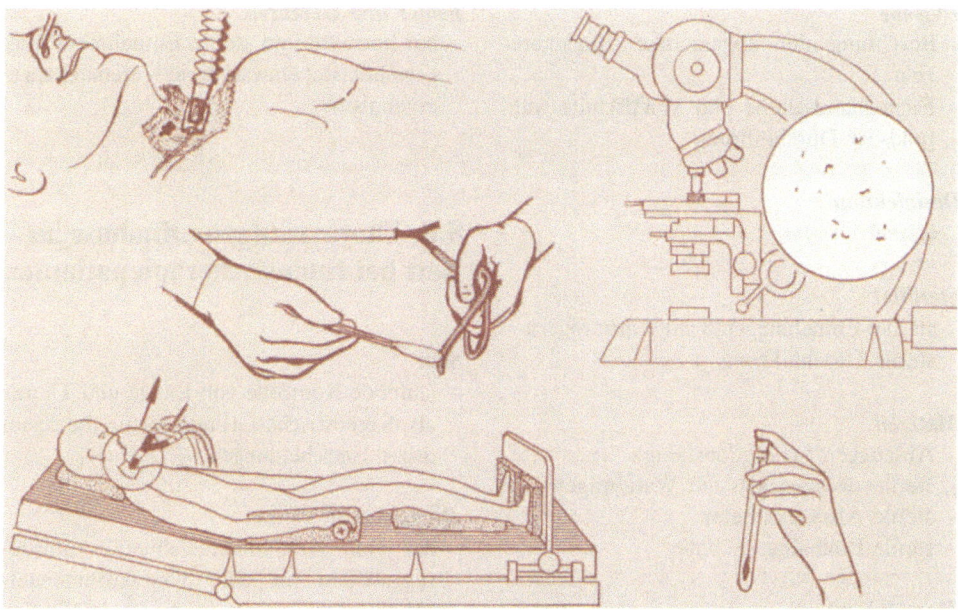

Abb. 65. Entnahme von Trachealsekret für bakterielle Untersuchungen

Merke: Wegen der Aufhebung der Filterfunktion des Nasen-Rachenraumes bei tracheotomierten Patienten ist die Gefahr der bakteriellen Besiedlung der Atemwege sehr groß. Die gezielte Antibiotikatherapie setzt regelmäßige bakterielle Untersuchungen des Trachealsekrets voraus. Die Abnahme muß unter Verhütung von Fremdkontamination erfolgen.

- durch physiotherapeutische Maßnahmen, gezielte Sekretabsaugung und Blähen der Lunge muß die bessere Belüftung erstrebt werden
- der Effekt dieser Maßnahme ist immer wieder durch Abhören zu kontrollieren
- bei starker Abschwächung des Atemgeräusches sofort den Arzt benachrichtigen

Fehler und Gefahren
- unterlassene oder zu selten durchgeführte Kontrolle der Lungenbelüftung kann dazu führen, daß Komplikationen nicht rechtzeitig erkannt werden

8.7. Sekretentnahme aus der Trachea für bakteriologische Untersuchung bei Intensivtherapiepatienten

Sinn
- bakteriologische Kontrolle
- Resistenzbestimmung als Grundlage für antibiotische Therapie

Organisation
- Durchführung erfolgt durch die für den Patienten verantwortliche Pflegekraft in der Regel 1 × pro Woche oder nach ärztlicher Anordnung
- Sekretentnahme am Ende eines endotrachealen Absaugvorganges vornehmen

Hygiene
- Beachtung der allgemeinen Hygieneregeln
- Einmalhandschuhe und Mundschutz während der Durchführung

Desinfektion
- entfällt

Sterilität
- steriles Entnahmegefäß mit Watteträgern
- sterile Durchführung

Material
- Absauggerät (funktionsfähig)
- steriles Reagenzglas mit Watteträger
- sterile Absaugkatheter
- sterile Einmalhandschuhe

Durchführung
- Material für bequeme und sterile Arbeitsweise richten
- endotracheales Absaugen unter sterilen Kautelen wie dort beschrieben vornehmen
- nach Beendigung des Absaugvorganges Watteträger unter Wahrung der Sterilität dem Reagenzglas entnehmen
- mit sterilem Watteträger das an der Außenseite des Absaugkatheters haftende Trachealsekret abstreichen
- Watteträger vorsichtig ohne Berührung des Außenrandes in das Gefäß einführen
- Gefäß dicht verschließen
- Sekretprobe mit Begleitschein zur bakteriologischen Untersuchung und Resistenzbestimmung senden

Besonderheiten
- es empfiehlt sich, auf dem Laborplan eine laufende bakteriologische Kontrolle des Trachealsekretes für einen bestimmten Wochentag festzulegen
- bei Notwendigkeit sind häufiger Sekretproben zu entnehmen
- bei Bakteriennachweis ist zu erforschen, ob die Ursache evtl. unsterile Arbeitsweise sein kann

Fehler und Gefahren
- nur korrekte und sterile Entnahmetechnik gewährleistet einwandfreie Untersuchungsergebnisse

8.8. Thoraxröntgenaufnahme im Bett bei Intensivtherapiepatienten

Sinn
- laufende Kontrolle von Lunge und Thorax als diagnostische Grundlage für therapeutische Entscheidungen

Organisation
- der vom Arzt unterzeichnete Anforderungsschein für eine Thoraxröntgenaufnahme wird vom Außendienst der Station rechtzeitig der Röntgenabteilung zugeleitet
- die Durchführung erfolgt entsprechend der ärztlichen Anforderung durch die Medizinisch-Technische Röntgenassistentin (MTRgtA) der Röntgenabteilung unter Assistenz der für den Patienten zuständigen Pflegekraft
- bei jedem beatmeten Patienten erfolgt die Röntgenkontrolle jeden zweiten Tag oder nach ärztlicher Anordnung

Hygiene
- Beachtung der allgemeinen Hygieneregeln
- das Röntgengerät muß auf der Intensivtherapiestation deponiert sein und darf nur auf dieser Verwendung finden
- das Personal der Röntgenabteilung ist auf die Notwendigkeit der strengen Einhaltung der speziellen Hygieneregeln der Intensivtherapie hinzuweisen
- vollständige Bedeckung der Haare, einwandfreies Tragen der Schutzkittel und Überschuhe muß ganz besonders von Personen gefordert werden, die in ihrer beruflichen Tätigkeit mit vielen anderen Patienten und Personen in Berührung kommen

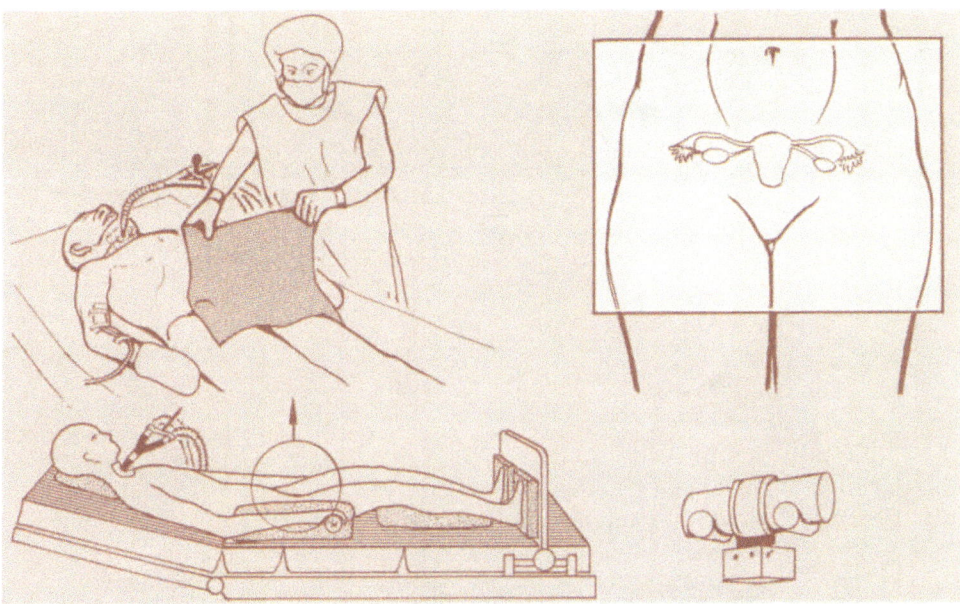

Abb. 66. Strahlenschutz bei Intensivtherapiepatienten

Merke: Bei Intensivtherapiepatienten werden in relativ hoher Frequenz Röntgenaufnahmen vorgenommen. Ein entsprechender Strahlenschutz, insbesondere der Keimdrüsen, muß durch das Pflegepersonal gewährleistet werden.

Desinfektion
- Röntgengerät mindestens 1 × in 24 Std mit Desinfektionslösung abwaschen und vor Staub geschützt deponieren

Sterilität
- entfällt

Material
- fahrbares Röntgengerät
- Röntgenkassette
- Tuchauflage (Wäschestück)
- Röntgenschutz für Personal (Bleischürzen)
- Röntgenschutz für Patienten (Bleiplatten)
- Rubenbeutel

Durchführung
- Patienten in horizontale Rückenlage bringen
- Röntgengerät an Stromnetz anschließen und richtig einstellen (MTRgtA)
- Röntgenkassette mit Tuch überziehen und schonend unter den Thorax des Patienten legen
- Bleischürzen anziehen
- Genitalorgane des Patienten mit Bleiplatte abdecken
- Patient mit Rubenbeutel beatmen
- genaues Vorgehen mit MTRgtA absprechen
- Röntgenaufnahme in Apnoe bei gut geblähter Lunge machen
- mit Rubenbeutel weiter beatmen
- Patient an Beatmungsgerät anschließen
- Röntgenkassette vorsichtig wegnehmen
- Bleiplatte vom Patienten abnehmen
- Bleischürze ausziehen
- Atemminutenvolumen kontrollieren
- Gerätestecker aus dem Stromnetz ziehen

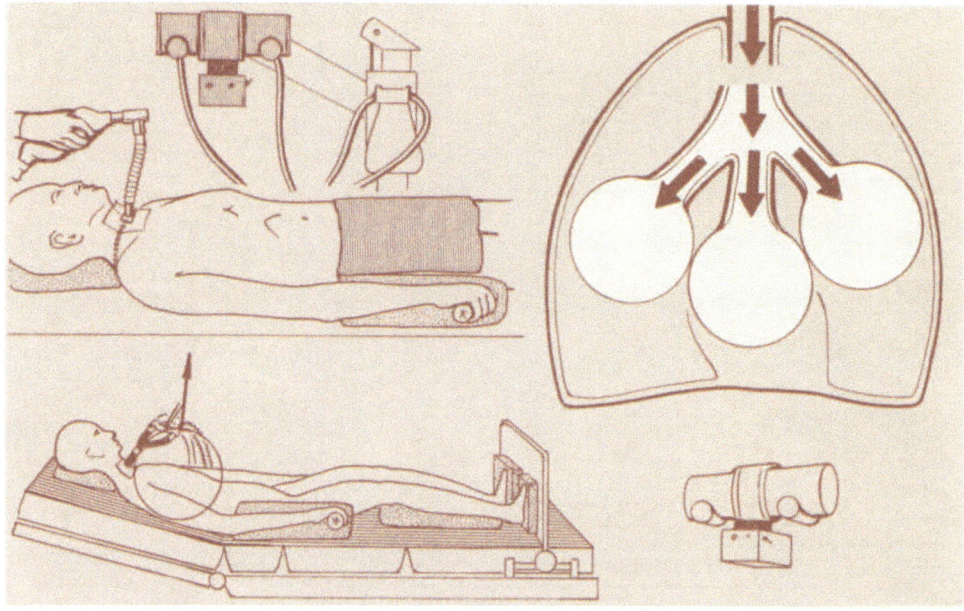

Abb. 67. Dehnung der Lunge bei der Thorax-Röntgenaufnahme

Merke: Thorax-Röntgenaufnahmen bei bettlägerigen Patienten sind oft von schlechter Qualität. Nur solche Aufnahmen, die in der maximalen Einatmungsposition ohne Zwerchfellverschiebung hergestellt wurden, lassen eine ausreichende Beurteilung zu. Zum Gelingen der Aufnahme kann das Pflegepersonal in hohem Maße beitragen; somit können Wiederholungen und unnötige Strahlenbelastungen vermieden werden.

und Gerät aus dem Zimmer fahren und richtig deponieren (MTRgtA)

Besonderheiten
- an dem Intensivtherapie-Spezialbett läßt sich die Röntgenkassette in Thoraxhöhe unter dem Bett fixieren
- die Bettauflage ermöglicht eine Röntgenaufnahme, beeinträchtigt jedoch die Bildqualität
- das Unterlegen der Röntgenkassette unter dem Thorax bedingt bei beatmeten Patienten immer Gefahren bezüglich der Kanüle und Beatmung
- ob die schonendere Methode der Kassettenfixierung unter dem Bett Verwendung finden kann, soll in Absprache mit dem behandelnden Arzt entschieden werden

- Pflegekräfte und Krankengymnastinnen sollten sich für den Röntgenbefund interessieren

Fehler und Gefahren
- mangelnder Strahlenschutz bei den häufigen Röntgenaufnahmen gefährden insbesondere die Keimdrüsen
- abrupte Bewegungen können zu Komplikationen von Seiten der Trachealkanüle führen
- ungenügendes Blähen der Lunge oder zu frühes Loslassen der Rubenbeutelkomprimierung ergibt eine schlechte oder unbrauchbare Lungenaufnahme
- mangelhafte Aufmerksamkeit und ungenügende Zusammenarbeit während der gesamten Durchführung kann zu schlechter Bildqualität und Gefährdung des Patienten führen

Sachverzeichnis

Ableben des Patienten 36
Abholen 11
Ablageflächen 17, 18, 20
Absaugen 81, 86, 109, 110, 112
–, endobronchiales 108, 109, 111, 114
–, Rachenraum 81, 83
–, Nasen-Rachenraum 96, 100, 113
Absaugkatheter 32, 82, 83, 86
Absaugstutzen 93, 94, 97
Abwehrkraft 16
Abwurfbehälter 16, 63, 69
Analyse 45
Anforderungen 3
Anordnungen 3, 4, 5, 37, 38
Anregung der Zirkulation 58, 66
Antidekubitusmatratze 51, 52, 53, 66
Aktivierung 25
Alhydex 25, 26
Alveolen 104, 112
Arbeitszeit 7, 11
Arbeitsweise 18
–, hygienische 16, 51, 54
–, rationelle 28
–, staubfreie 17, 63
Armlagerung 73
Arzneimittel 27
Aspiration 92, 96, 100
Aspirationsgefahr 82
Atelektasebildung 104, 110, 111, 112
Atemminutenvolumen 96, 98
Augengläser 80
Augenpflege 78
Augensalbe 80
Aufgaben 8
Ausbildungsstand 3, 8
Ausführung 11, 13, 37, 43
Ausstattung 11, 20, 34
Außendienst 9, 11, 34
Ausstattungsliste 33
Äthylenoxyd 23, 24, 25

Bakterienschranke 17
Ballonhernie 96, 99
Bauchtuch 60
Beatmung 96, 99, 100, 109, 112
–, ausreichende 98
–, Mund zu Mund 100
Beatmungsdruck 109
Beatmungsgerät 96, 109
–, druckgesteuert 109

–, volumengesteuert 115
Beatmungsschläuche 53, 63, 70, 104
Beaufsichtigung 9
Bedarfsberechnung 9
Behandlung 48
Behandlungseinheit 28
Benachrichtigung 36, 47
Beobachtung 3
Berichterstattung 6, 8, 9
Berufsgruppen 3, 4, 8, 9
Beschaffung 11, 13
Besucherregelung 35
Bettwaage 64
Beurteilung 3
Bevorratung 29
Blasenkatheter 44, 55
Blähung 111
– der Alveolen 112
– der Lunge 109, 112
Blockermanschetten 90, 91, 93, 95, 99
Blutungen 100
Blutdruckabfall 112
Bilanzabschnitt 44
Bronchialtoilette 92, 99
Bürodienst 13

Dampfdruck 22
Dampfsterilisation 21, 22, 23
Dekubitus 73, 74, 75, 76
– behandlung 58, 73
– bildung 60, 65
– entstehung 57
– prophylaxe 52, 64, 67, 104
Delegation 9
Desinfektion 13, 18, 19, 22, 28, 29, 36
Desinfektionsdienst 13, 18
Desinfektionskammer 19
Desinfektionslösung 16, 19, 51
Desinfektionsmethoden 14, 20
Desinfektionsmittel 20, 22, 32
Desinfektor 13, 14, 20, 21
Dienstbeginn 8, 58
Dienstende 8
Dienstplan 7
Dienstregelung 10, 34
Dienstrhythmus 7, 9
Dienstübergabe 7, 8, 9, 37
– übernahme 9, 44
Dokumentation 8, 12, 13, 38, 43
Dokumentationsmaterial 27

Sachverzeichnis

Drainagen 17, 18, 35, 53, 58, 63, 104
Druckentlastung 64, 65, 66
Druckschäden 99
Druckulzera 85, 86
Durchführung 3, 4, 37, 44
–, fehlerhafte 4

Eigenverantwortung 3, 9
Einmalmaterial 16, 17
Einrichtungsgegenstände 17, 20, 29
Einwirkzeit 14, 16
Ellbogendekubitus 73
Endotrachealtubus 17
Erblindung 79
Ersatzbestellung 27

Fachaufsicht 9, 11
Fersendekubitus 73
Flimmerepithel 110
Flow 109, 112
Freizeitrhythmus 7, 9
Frühdienst 7, 10
Funktionsablauf 3, 4, 8, 9, 11, 15, 27, 46
Funktionspflege 9
Fußknöcheldekubitus 73
Fußpflege 87, 88

Gasaustausch 103, 104
Gasdruck 24
Gassterilisation 21, 23
Gebrauchsgüter 27
Gebrauchsmaterial 16, 19, 27
Gehörgang 87
Geräte 19, 22, 24, 32, 34, 35
– depot 27
Gewährleistung 8
Gewichtskontrolle 62, 63
Glutaraldehyd 25, 26

Haarpflege 76
Handpflege 87, 88
Hautatmung 53, 57
Hautemphysem 96
Hautpflege 58, 65, 85
Hebelwirkung 63, 70, 71
Heißluftsterilisation 21
Herz
– Kompression 53
– Massage 51, 53
Hochlagerung, der Extremitäten 72
Hodenentzündung 68, 73
Hol- und Bringedienst 14, 15, 27
Hornhaut 89
Hygiene 16, 29
– maßnahmen 16
– regeln 16, 17, 54

hyperventiliert 95, 100
Hypoventilation 100

Innenkanüle 97
Infektion 16
Information 3, 8, 9, 35, 36, 39, 40, 44
Infusionen 27, 30, 44
Injektionsplan 39
Intensivtherapiebett 51
Intubation 92, 94, 100

Kanülenarten, verschiedene 93
Katheter 17, 18, 35, 53, 58, 60, 63, 71
Keimarmut 18, 21, 29
Keimfreiheit 21
Keimverschleppung 16, 17, 22, 28, 36
Kiefergelenk 84
Kieferklemme 84, 85
Kieferpflege 80
Komplikationen 116
Konnektoren 32, 71
Konsiliarbogen 38
Konsiliardienst, ärztlicher 4, 5
Kontinuität 7, 9
Kontrolle 3, 44
Koordination 3, 5, 8, 9, 10
Koordinierung 12
Kopflagerung 73
Kopfpflege 76
Kopfwäsche 76, 78
Körperwäsche 58
Krankengymnastik-Dienst 11
Krankenpflegekräfte 9
– in der direkten Patientenbehandlung 9
Kreislaufüberwachung 110
Künstliche Nase 96, 102

Labordienst 12
Laborplan 40
Lagerung 67, 104
–, Antitrendelenburg' 52, 54
–, Cardiac 52
– der Arme in Seitenlagerung 74
– des Kopfes
–, Trendelenburg' 52, 54
–, Kipp 52
Lagerungshilfen 68, 70
Lagerungskissen 51, 58, 68, 70
Lagerungsschäden 67
Lagewechsel 66, 67, 72, 103
Leckkompensation 110
Lidschluß 79
Lungenabschnitte 104, 112
Lungenbelüftung 112, 113
Lungenfunktion 102, 110, 112
–, Verbesserung der 102, 105
Lungenkapillaren 104
Lungenkompression 104

Lungenspülung 110
Lungenventilation 109

Magensonde 44
Manschettendruck 91
Massage 84
Material 29
– bestand 27
– bestellung 27
– auffüllung 29
– aufwand 33
– vorrat 27
– ausstattung 28, 33
– aufbewahrung 27
– steriles 29
Materialdepot 27
Mediastinum 96, 100
Medikamente 27, 30, 39, 44
Meßgenauigkeit 62
Minderbelüftung 104, 112
Mikroaspiration 81
Mobilisation 84
Moltex 51, 55, 63, 70
Mundpflege 80, 82, 83
Mundhöhle 83

Nachtdienst 3, 7, 58
Nagelbettentzündung 89
Nasenpflege 85
Nasen-Rachenraum 102
Nervenschädigung 74
Notbesteck 27, 29, 34, 35
Notsituation 8, 9, 12, 28

Obstruktion 96
Oesophagus 96, 100
Ohrenpflege 86
Organisation 3, 4, 6, 9, 10, 11, 13, 14, 15, 16

Parotitis 85
Patienten
–, Aufnahme 34
–, Verlegung 35, 40
Personalbedarfsermittlung 11
Pflegedienst 7
– am Krankenbett 6
– in der Organisation 9
– in der prakt. Unterweisung 9
Pflegegruppe 7, 8, 34
Pflegehilfskräfte 10, 11
Pflegemittel 27, 32
Physikalische Therapie 43
Platzbauch 60
Pneumonieprophylaxe 104, 105
Präparierung der Manschette 91

Rationalisierung 11
Raumdesinfektion 14, 17, 19, 20

Reinigungsdienst 14
Reinigung der Trachealkanüle 96
Rekonvaleszenzphase 84
Röntgen
– abteilung 114
– aufnahme 115, 116
– gerät 115
– kassette 115, 116
Routineaufgaben 12, 41
Rubenbeutel 92, 95, 96, 97, 98, 100, 111, 112, 115
Rückenlage 68, 104

Sauerstoffaufnahme 104
Schäden 25
Schichtdienst 6, 7
Schlauchsysteme 19
Schleimhautpflege 85
Schleuse 17
Schlußdesinfektion 13, 18, 19, 29
Schutzkleidung 16, 29, 35, 36
Seitenlage 68, 104
Sekretabfluß 67
Sekretabsaugung 113
Sekretansammlung 112
Sekreteintrocknung 85, 86
Sekretlösung 106
Sekretentnahme 113
Sekretverhaltung 107
Sicherheit 3, 8, 34, 35
Silber-Beatmungskanüle 90, 93, 100
Skleren 79, 80
Sonden 18, 35, 53, 58, 60, 63, 71
Sofortreserve 29
Spätdienst 7, 10
Spitzfuß 67
Spontanatmung 96
Sprühdesinfektion 13
Stationsdienst, ärztlicher 3, 4, 6, 8
Sterilität 29
Sterilisation 21, 22, 26
–, Chemische 21, 25
Sterilisationsdauer 22, 23
Sterilisationsvorbereitung 22
Sterilisationszeit 24
Stauungsparotitis 84
Stenosen 96
Stoffwechselbilanzen 45
Strahlenschutz 115
– befund 116
– kontrolle 114

Tagdienst 3, 7
Technischer Dienst 12, 13
Temperatur 22, 24
Thoraxröntgenaufnahme 114, 116
Thoraxvibrationsbehandlung 105, 106
Thoraxwandverletzungen 107
Trachea 95, 100, 108

Sachverzeichnis

Trachealkanüle 90, 95, 96, 99, 112
–, Aufbereitung der 90
–, Innenteil der 95, 96
Trachealsekret 114
Trachealwand 103
Trachealwunde 96
Tracheotomie 92, 95, 100, 101, 102, 106
Transporttuch 52, 54, 55, 56, 57, 58, 70

Untersuchung, bakteriologische 113, 114
Untersuchungsmaterial 41
Unterweisung, praktische 3, 9, 10
Uhrglasverband 79
UV-Strahler 17, 20, 21
Überwachung 44
Überwachungsbogen 8, 36, 43, 44

Ventilation 109
–, alveoläre 92, 96, 110
Verbandsmaterial 27
Verantwortung 6, 8, 14, 35
Vermeidung 3, 28
Verordnungsblatt 37, 38, 44
– für Konsiliardienst 5, 37

Verpackung 24
Vibration 105, 106, 107
Vibrax 105
Visiten 3
Vorbereitung 8, 34

Waage 62, 63, 64
Wahrnehmung 9
Wäsche 32
Wäschewechsel 62, 63, 64
Wechsel der Trachealkanüle 99
Weiterbildung 10
Wendeltubus 97, 98
Wiegen 62
Wochenenddienst 10
Wundinfektion 101

Zeitplan 45, 46
Zirkulationsanregung 60, 64
Zuordnung 27, 28, 33
Zusammenarbeit 3, 8, 9, 11
Zustellen 11
Zu- und Ableitungen 58, 63, 71
Zwerchfellverschiebung 116

Schriftenreihe „Fachschwester – Fachpfleger"
Anaesthesie und Intensivmedizin

Die Schriftenreihe beginnt mit Einzelbänden, die in ihrer Gesamtheit den Lehrstoff für die Weiterbildung zur Fachschwester und zum Fachpfleger umfassen. Der Inhalt dieser Bände ist festgelegt durch die verbindlichen, von der Deutschen Gesellschaft für Anaesthesie und Wiederbelebung genehmigten Lehrpläne und Stoffkataloge, die sowohl den theoretischen Unterricht als auch die praktische Unterweisung betreffen. Später erscheinen in der Schriftenreihe auch Bände, die der Fortbildung der Pflegekräfte dienen.

Weitere Bände:

Weiterbildung 1
Richtlinien
Lehrplan
Organisation
XIV, 204 Seiten, DM 24.–
Autoren: F. W. Ahnefeld, W. Dick,
M. Halmágyi, Th. Valerius

Weiterbildung 3
Praktische Unterweisung
Intensivpflege: Injektion, Infusion, Transfusion, Punktion, Katheter, Drainage
Autoren: M. Halmágyi, Th. Valerius

Weiterbildung 4
Praktische Unterweisung
Intensivpflege: Beatmungsgeräte, Beatmung
Autoren: M. Halmágyi, Th. Valerius

Weiterbildung 5
Praktische Unterweisung
Intensivpflege: Überwachung, Inhalationstherapie
Autoren: M. Halmágyi, Th. Valerius

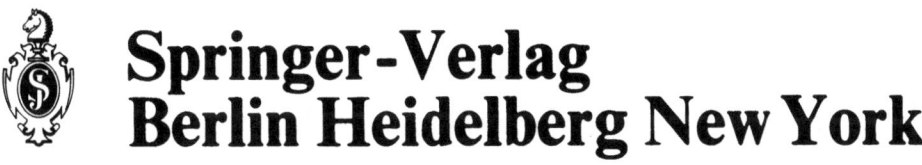

**Springer-Verlag
Berlin Heidelberg New York**

G. Wolff · Die künstliche Beatmung auf Intensivstationen
Unter Mitarbeit von E. Grädel u. D. Gasser
67 Abbildungen, etwa 200 Seiten. 1975 (Reihe: Kliniktaschenbücher)
DM 19.80 ISBN 3-540-07085-0

Å. Wåhlin, L. Westermark, A. van der Vliet · Intensivpflege – Intensivtherapie
Deutsche Ausgabe übersetzt von H. Goerke.
Bearbeiter und Herausgeber: G. A. Neuhaus
69 Abbildungen. XV, 223 Seiten. 1972. DM 48.–
ISBN 3-540-05738-2
Einführung in die Praxis der Intensivpflege für Funktionsschwestern, Ärzte und Studenten. Darstellung eines in Skandinavien bewährten Modells.

Lehrbuch der Anaesthesiologie, Reanimation und Intensivtherapie
Herausgeber: R. Frey, W. Hügin, O. Mayrhofer. Unter Mitarbeit von H. Benzer
3. korrigierte und erweiterte Auflage. 409 Abbildungen. 1 Falttafel
XLV, 1072 Seiten. 1972. DM 168.–
ISBN 3-540-05868-0
Das vorliegende Werk ist die derzeit einzige umfassende Gesamtdarstellung der modernen Anaesthesiologie und Wiederbelebung einschließlich Intensivmedizin in deutscher Sprache.

H. Fass · Lehrbuch der Chirurgie für Unterricht und Praxis in der Krankenpflege
Unter Mitarbeit von C. Simon-Oppermann
2. neubearbeitete Auflage. 127 Abbildungen. XVIII, 441 Seiten. 1974
DM 38.–. Mengenpreis ab 10 Expl. DM 34.20
ISBN 3-540-79600-2 (bisher J. A. Barth: ISBN 3-7624-0261-1)
Übersichtliche und leicht verständliche Darstellung des Wesentlichen aus dem Gebiet der modernen Chirurgie. Der Unfallheilkunde wurde entsprechend ihrer Bedeutung ein eigenes Kapitel eingeräumt. Über 100 Abbildungen und ein Fachwörterverzeichnis ergänzen den Text. Für Schwesternschülerinnen ein Lehr- und Fortbildungsbuch, für unterrichtende Ärzte und Schwestern ein wertvoller Leitfaden.

Der operierte Kranke
Die Nachsorge in der Praxis
Herausgeber: H. E. Grewe, B. Sachsse. Mit einem Geleitwort von E. Derra
Zahlreiche Abbildungen und Tabellen
VII, 638 Seiten. 1969. DM 98.–
ISBN 3-540-79628-2 (bisher J. A. Barth: ISBN 3-7624-0062-8)

F. W. Ahnefeld · Sekunden entscheiden – Lebensrettende Sofortmaßnahmen
63 Abbildungen. VII, 84 Seiten. 1967. (Heidelberger Taschenbücher, 32. Band)
DM 12.80. ISBN 3-540-03873-6

Preisänderungen vorbehalten

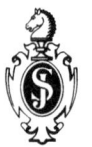
Springer-Verlag
Berlin Heidelberg New York

MIX
Papier aus verantwortungsvollen Quellen
Paper from responsible sources
FSC® C105338

If you have any concerns about our products,
you can contact us on
ProductSafety@springernature.com

In case Publisher is established outside the EU,
the EU authorized representative is:
**Springer Nature Customer Service Center GmbH
Europaplatz 3, 69115 Heidelberg, Germany**

Printed by Libri Plureos GmbH
in Hamburg, Germany